MANUEL DU MÉDECIN PRATICIEN

LA PRATIQUE

DES MALADIES DES ENFANTS

DANS LES HOPITAUX DE PARIS

AIDE-MÉMOIRE ET FORMULAIRE

DE THÉRAPEUTIQUE APPLIQUÉE

PAR

Le Professeur PAUL LEFERT

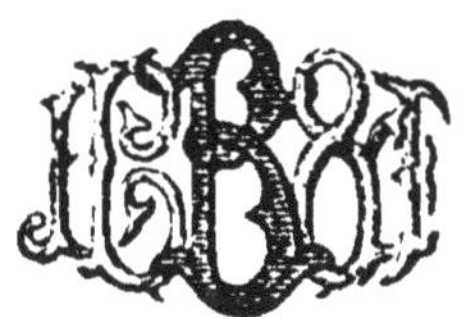

PARIS

LIBRAIRIE J.-B. BAILLIÈRE et FILS

Rue Hautefeuille, 19, près du boulevard Saint-Germain.

1893

LA PRATIQUE

DES MALADIES DES ENFANTS

DANS LES HOPITAUX DE PARIS

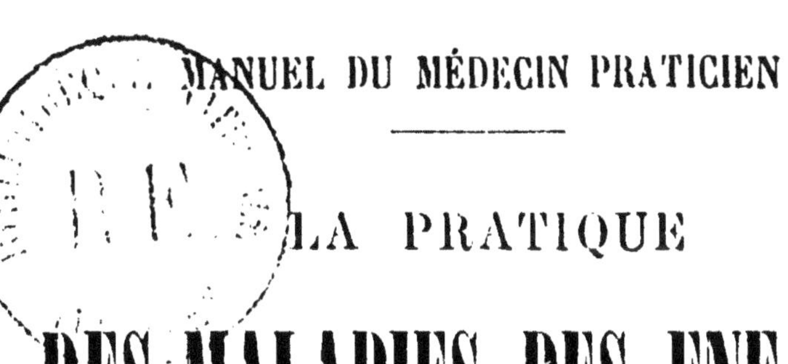

LA PRATIQUE

DES MALADIES DES ENFANTS

DANS LES HOPITAUX DE PARIS

AIDE-MÉMOIRE ET FORMULAIRE

DE THÉRAPEUTIQUE APPLIQUÉE

PAR

Le Professeur PAUL LEFERT

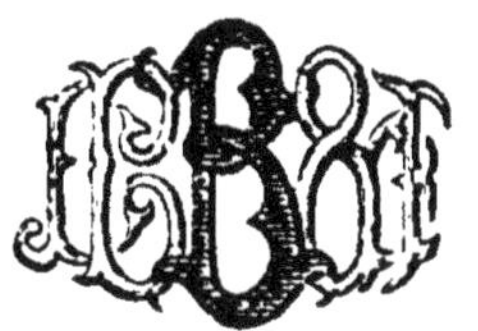

PARIS

LIBRAIRIE J.-B. BAILLIÈRE et FILS

Rue Hautefeuille, 19, près du boulevard Saint-Germain.

1893

PRÉFACE

Nous avons pensé qu'il y avait utilité à présenter la *pratique* des médecins et des chirurgiens des hôpitaux de Paris dans les maladies des enfants : A. BROCA, CADET DE GASSICOURT, COMBY, DESCROIZILLES, D'HEILLY, GRANCHER, HUTINEL, KIRMISSON, LABRIC, LANNELONGUE, LEGROUX. MILLARD, MOIZARD. AUG. OLLIVIER, REDARD, DE SAINT-GERMAIN, SEVESTRE. JULES SIMON, VARIOT, etc.

On trouvera traitées dans ce livre les questions qui s'offrent chaque jour à l'observation de tout médecin ou chirurgien, les *angines*, l'*antisepsie*, la *bronchite*, la *broncho-pneumonie*, la *chorée*, les *convulsions*, la *coqueluche*, la *coxalgie*, la *croissance*, la *diphtérie*, la *fièvre typhoïde*, l'*incontinence d'urine*, le *mal de Pott*, la *méningite*, l'*ophtalmie purulente*, la *paralysie*, la *pleurésie*, la *pneumonie*, le *rachitisme*, la *rougeole*, la *scarlatine*, la *scrofule*, les *stomatites*, les *terreurs nocturnes*, les *vers intestinaux*.

Nous avons à dessein laissé de côté les maladies de la peau et les maladies vénériennes chez les enfants. parce qu'elles ont été traitées avec de grands développements dans la *Pratique dermatologique et syphiligraphique*.

Cet ouvrage dû à la collaboration de 85 médecins et chirurgiens des hôpitaux de Paris, renferme plus de quatre cents consultations sur les cas les plus nouveaux et les plus variés.

Il permet au médecin instruit de se rappeler

ce qu'il a vu, alors qu'étudiant il suivait les services hospitaliers de Paris; il permet, à celui qui depuis longtemps s'est relégué dans la pratique, de se tenir au courant des nouvelles méthodes de traitement.

Le praticien est toujours certain, quel que soit son choix, de s'appuyer sur les conseils d'un confrère dont le nom fait autorité.

Sans doute, au lit du malade, l'état particulier de ce dernier a au moins autant de poids que le genre de maladie dont il est atteint; il n'en reste pas moins que chaque médecin a pour chaque maladie un ensemble de moyens formant un arsenal dans lequel il puise incessamment, sauf à choisir l'agent qui s'adapte le mieux à la constitution propre du patient.

Pour faciliter les recherches et pour rendre par cela même le livre plus utile, nous l'avons complété par deux tables alphabétiques, l'une par noms d'auteurs, l'autre par ordre de matières. De telle sorte que l'on peut à la fois avoir l'opinion de tel ou tel professeur sur les diverses questions qui sont à l'ordre du jour et en même temps passer en revue l'opinion des divers chefs de service sur un sujet déterminé.

Nous remercions ceux de nos savants maîtres qui ont bien voulu nous donner quelques notes inédites; elles ne pourront qu'augmenter l'intérêt de notre travail.

Paris, le 15 juin 1893.

P. L.

LA PRATIQUE

DES

MALADIES DES ENFANTS

DANS LES HOPITAUX DE PARIS

ABCÈS FROIDS.

Lannelongue.

Dans les cas d'abcès froids d'origine osseuse, qu'on s'adresse à la lésion osseuse, ou qu'on la néglige provisoirement, ouvrir l'abcès et agir sur sa paroi comme à l'égard des abcès froids ordinaires. Faire avec soin la décortication, l'abrasion des portions fongueuses, et on obtiendra quelquefois ce résultat inattendu : la guérison de l'abcès et de la lésion osseuse en même temps.

Legroux.

Abcès froids d'origine vertébrale et suppurations. — L'éther iodoformé est dangereux pour les enfants. Préférer les injections de glycérine iodoformée.

ADÉNOPATHIES.

Grancher.

Adénopathie trachéo-bronchique. — Prescrire

l'huile de foie de morue, à doses d'abord très petites, pour que l'accoutumance puisse se faire, puis progressivement élevées, 10 à 12 cuillerées pour un enfant de 8 à 10 ans.

Prescrire l'iodure de potassium et mieux de sodium en même temps que l'huile de foie de morue. Cette médication doit être de temps en temps interrompue, mais longtemps continuée, jusqu'au moment où la guérison pourra être consolidée par un séjour au Mont-Dore ou à la Bourboule.

Les bains de mer et l'air de la mer peuvent aussi être conseillés. Pour les bains, on tâtera la susceptibilité des petits malades : s'ils ne peuvent supporter les bains de mer froids, on les donnera chauds.

Jules Simon.

Faire des onctions avec :

        Nº 1. Extrait de ciguë ....⎫
               —   belladone ....⎪
               —   jusquiame ......⎬ ãã 4 gr.
        Iodure de potassium ......⎪
        Glycérolé d'amidon ....⎭ 30 —

        Nº 2. Extrait de belladone........⎫
               —   ciguë ....⎬ ãã 4 gr.
               —   jusquiame ....⎭
        Axonge................... 30 —

Descroizilles.

Appliquer sur les parties engorgées :

        Chlorure de sodium............. 40 gr.
        Sulfate de magnésie........... 15 —
        Teinture d'iode .... 1 —
        Eau .... 150 —

Moizard.

Adénopathie bronchique. — Iodure de potassium, 5 centigrammes, chez les enfants de 1 à 6 mois ; de 10 à 20 centigrammes, chez les enfants plus âgés.

Legendre.

Adénopathies cervicales. — 1. TRAITEMENT INTERNE. — Si la consistance reste ferme, qu'il n'y ait aucun accroissement, et que le ganglion soit à peine apparent à l'extérieur, mieux vaut n'y pas toucher et se contenter du traitement interne, modificateur de l'infection tuberculeuse ou du terrain purement lymphatique.

Les traitements médicaux à opposer à toutes les variétés d'adénopathies scrofuleuses du cou sont efficaces dans beaucoup de cas, à la condition d'être poursuivis avec ténacité et à des doses suffisantes.

Le plus ancien, l'huile de foie de morue, est vraiment efficace, mais à la condition d'être employé à hautes, très hautes doses. Ce n'est pas 2 ou 3 cuillerées à soupe par jour qu'il faut faire prendre, c'est au moins 6 et souvent beaucoup plus.

Mais il va sans dire que ce traitement réclame un estomac et un intestin excellents, car il ne faut pas encore que l'huile ingérée entrave l'alimentation normale.

Peut-être pourrait-on obtenir un résultat analogue par l'usage du morrhuol.

Dans la plupart des cas, j'accorde ma confiance à l'une des deux médications internes suivantes : l'iodoforme et la *teinture d'iode*.

M. Verneuil a insisté avec raison sur l'efficacité incontestable de l'*iodoforme* dans certaines tuberculoses locales. J'y souscris sans réserve pour les adénopathies aphlegmasiques : suivant l'âge des sujets je donne 5, 10, 15, 20 centigrammes d'iodoforme *pro die*, en pilules de 5 centigrammes que j'enrobe volontiers dans le tannin et la poudre de café porphyrisé, pour les désodoriser. Au bout de quelques semaines, s'il y a de l'embarras gastrique, on suspend pendant une semaine ; on donne 1 ou 2 purgatifs ; on fait pendant quelques jours l'antisepsie intestinale avec les naphtols ; puis on recommence pendant des mois.

La *teinture d'iode*, donnée chaque jour à la dose de X à XL gouttes dans du vin d'Espagne ou simplement de l'eau sucrée, produit aussi de bons effets, mais surtout chez les sujets à scrofule franchement torpide : car l'iode, sous cette forme, provoque plus facilement des poussées réactionnelles subaiguës ou même aiguës dans les ganglions et leur atmosphère celluleuse. Dès que cette réaction devient trop vive, il faut diminuer ou cesser l'iode, sinon la suppuration suit.

Pour alterner avec les médicaments précédents, le sirop d'iodure de fer et les préparations iodotanniques jouent un rôle utile soit chez certains sujets lymphatiques et anémiques, soit lorsqu'il y a catarrhe bronchique sans induration pulmonaire ni bacilles dans les crachats : dans les cas de bacilles pulmonaires, la créosote devient indispensable.

De temps en temps, une petite cure arsenicale interviendra utilement, lorsqu'il n'y a pas de poussée subaiguë.

Il n'y a pas lieu de dédaigner certains topiques, comme les applications fréquentes de compresses de tarlatane imbibées d'eau salée à 3 pour 100, les pommades contenant de l'ichtyol, voir même des applications réitérées de petits vésicatoires volants, suivies d'onctions avec l'onguent mercuriel ou l'emplâtre de Vigo.

On utilisera encore les bains salés, iodés et bromés.

II. TRAITEMENT EXTERNE. — S'il y a tendance à l'accroissement et surtout au ramollissement par caséification, on est autorisé à pratiquer, suivant les cas, soit l'extirpation, soit les injections interstitielles de naphtol camphré.

S'il y a véritable fluctuation et que le ganglion soit transformé en un kyste purulent, on peut faire la ponction aspiratrice suivie d'une injection d'éther iodoformé, ou bien le curage de la poche caséo-purulente.

Quand on est en présence de ces grosses masses ganglionnaires qui forment un chapelet difforme le long du cou, depuis l'apophyse mastoïde jusqu'à la clavicule, ou s'étendant transversalement sous le maxillaire d'un côté à l'autre du cou, on peut essayer de provoquer la sclérose du tissu cellulaire en pratiquant en divers points de cette masse, autour des ganglions les plus accessibles, l'injection de quelques gouttes de la solution de chlorure de zinc au 1/10ᵉ (méthode sclérogène de Launelongue).

Il est toujours temps de se résoudre à l'énucléation de toute cette masse, intervention de grande chirurgie.

Ces extirpations ont souvent, d'ailleurs, un côté décourageant : à peine un groupe de ganglions est-il extirpé qu'un autre s'hypertrophie et suppure à son tour.

III. RÉGIME. — L'alimentation du malade doit être l'objet de soins attentifs ; la viande, les œufs, les poissons gras, les sardines à l'huile, les purées de farineux, le laitage feront la base de l'alimentation.

ALLAITEMENT.

Tarnier.

Un enfant doit prendre :

	par tétée.	en 24 heures.
1er jour (au maximum)	3 gr.	30 gr.
2e —	15 —	150 —
3e —	40 —	400 —
4e et 5e jour	55 —	550 —
Jusqu'à 1 mois	60 —	600 —
2e et 3e —	70 —	700 —
4e et 5e —	100 —	700 à 800 —
6e mois	120 —	800 —
7e mois et au delà	150 —	900 —

Jules Simon.

Un enfant bien portant prend par 24 heures :

1er jour	30 gr.
2e —	150 —
3e —	450 —
4e —	550 —
2e mois	650 —
3e —	750 —
4e —	850 —
5e mois et au delà	950 —

Budin.

Trois catégories d'enfants : *allaitement maternel, allaitement mixte* ou *allaitement artificiel.*

Allaitement maternel. — Au bout de 2 jours, mettre l'enfant au sein, à intervalles réguliers, c'est-à-dire toutes les 2 heures le jour, une fois ou deux la nuit.

Surveiller l'alimentation pendant la première semaine. Souvent les parents se félicitent de la tran-

quillité du nouveau-né, qui ne crie pas et qui dort
sans cesse. Se méfier de ces enfants dormeurs, de ces
enfants sages ; le plus souvent, ils ne s'alimentent pas,
ils n'urinent pas ou presque pas ; si l'on vient à les
peser, on constate qu'ils diminuent tous les jours ; si
l'on n'y prend pas garde, l'affaiblissement s'accentue
et la mort peut survenir.

Tous les nouveau-nés, pendant les 2 ou 3 premiers
jours, ont du lait pour remplacer ou compléter l'allaitement maternel, afin qu'ils ne s'affaiblissent ou
ne perdent que le moins possible de leur poids.

Puis, si la mère a du lait, elle donne seule à téter.

L'enfant doit donc augmenter de poids. Pendant
les deux premiers mois, son accroissement est de 25
à 30 grammes par jour, en moyenne. Il est de 20 à
25 grammes, pendant le troisième et le quatrième
mois ; de 15 à 20 grammes, pendant le cinquième
et le sixième mois ; de 10 à 15 grammes, à 7 et 8
mois ; de 5 à 10 grammes seulement, pendant les quatre
derniers mois de la première année. L'augmentation
de poids est d'autant plus marquée qu'on se rapproche davantage de la naissance.

Au bout du premier mois, l'enfant a gagné 800 à
900 grammes environ ; au bout de la première année,
il pèse de 8 à 9 kilogrammes.

Il faut par conséquent peser les enfants, sinon tous
les jours, au moins toutes les semaines : plus tard,
les pesées pourront être espacées davantage.

La balance est nécessaire pour exercer une surveillance attentive sur l'alimentation des nouveau-
nés. A cet effet, le poids de chaque enfant est inscrit
journellement sur une feuille spéciale. A la tête du
lit de la mère, se trouve, d'un côté, la courbe de sa
température, de l'autre, la courbe de poids de son
enfant. Un simple coup d'œil permet de juger de l'état
des deux êtres.

Lorsque la mère n'a pas de lait en quantité suffisante, ce que l'on constate parce que le poids de son enfant insuffisamment allaité reste stationnaire ou diminue chaque jour, il faut lui venir en aide.

Allaitement mixte. — On ajoute au lait maternel une quantité variable de lait.

Allaitement artificiel. — La mère n'ayant pas de lait du tout, on nourrit l'enfant exclusivement avec du lait.

Pour les enfants avec lesquels on emploie l'allaitement mixte ou l'allaitement artificiel, deux choses sont donc nécessaires :

1° Avoir du bon lait ;

2° Stériliser ce lait dans de petites bouteilles contenant chacune la valeur d'une tétée ; la stérilisation ne doit être faite que pour 24 heures, si on veut avoir une sécurité absolue.

A la campagne, on peut toujours se procurer aisément du bon lait ; cela n'est pas toujours aussi facile dans les villes.

Pour transporter le lait, on le pasteurise ou on le stérilise à l'aide de procédés industriels.

Les producteurs ne pourraient-ils pas appliquer en grand le système suivant?

Un four en briques serait construit à bon marché et sur le four seraient placés de larges bassins suffisamment profonds; dans ces bassins on mettrait, maintenues dans des paniers en métal, des bouteilles contenant un demi-litre ou 1 litre de lait récemment trait, et sur chaque bouteille on placerait un obturateur automatique en caoutchouc. On laisserait les bouteilles au bain-marie pendant 1 heure et la stérilisation serait ainsi faite. On retirerait les paniers contenant les bouteilles, on laisserait refroidir et, pour le transport, on fixerait sur chaque bouteille l'armature métallique.

Rien ne serait plus simple; les producteurs n'auraient besoin ni d'instruments de précision, ni de
connaissances spéciales pour recourir à ce procédé.

Mais pour les enfants, ce lait, transporté à la ville
devrait y être stérilisé de nouveau. Grâce à l'occlusion parfaite des flacons, on réussirait à introduire
dans le tube digestif des nouveau-nés un lait aussi
pur, aussi dépourvu de microbes que celui qui passe
du sein dans la bouche du nourrisson.

Ce lait, stérilisé à l'hôpital même d'une façon simple et pratique, par le procédé de Soxhlet (bain-
marie). peut donc rendre de grands services.

L'enfant le digère très bien. Il se développe et
augmente régulièrement; sa courbe se rapproche
beaucoup de celle de l'allaitement maternel dans les
cas les plus favorables.

Malheureusement, le lait s'altère très rapidement
au contact de l'air. Des microbes y pénètrent et leur
développement y est favorisé par la chaleur. De là,
chez les enfants, des diarrhées infectieuses si fréquentes et si graves, surtout l'été.

Si l'on fait usage de lait stérilisé contenu dans une
bouteille fermée, sur laquelle, au moment de s'en
servir, on place un galactophore muni d'une téline,
ce lait est introduit indemne de germe dans le tube
digestif de l'enfant. Le galactophore est un petit instrument qui peut être mis sur une bouteille quelconque; il constitue une sorte de tube double, dont
l'un permet la sortie du lait, tandis que l'autre permet l'entrée de l'air et rend ainsi possible l'écoulement
du liquide.

Malgré les résultats si favorables obtenus, le lait
stérilisé ne doit pas remplacer le sein. Rien ne vaut
pour l'enfant l'allaitement par sa mère ou par une
nourrice. En effet, que la stérilisation soit mal faite,
qu'une bouteille débouchée soit laissée quelque temps

en vidange, que le lait de vache soit de mauvaise qualité, etc., des accidents très graves peuvent survenir.

Lorsque l'enfant prend directement le sein, il n'est pas toujours sûr d'y trouver un lait parfait, mais il y puise tout au moins un lait stérile et qui ne lui donnera pas le choléra infantile.

Le lait pris au sein passe directement de la mamelle dans la bouche de l'enfant; il ne peut être infecté par les germes venus de l'extérieur.

Landouzy.

La grande mortalité qui ravage les enfants a comme causes la mauvaise alimentation, les chaleurs d'été, les biberons à tube, le manque de propreté, etc.

Le lait peut aussi transmettre la tuberculose, et l'eau le germe typhique. Il faut donc :

1º Faciliter l'alimentation maternelle.

2º Dans les cas où elle est impossible, favoriser l'allaitement artificiel qui donnera le plus de garanties contre la transmission des maladies.

3º Répandre les notions d'hygiène infantile; que les jeunes filles, dans les dernières années de l'école, aillent dans les crèches apprendre à soigner des enfants.

ALLAITEMENT ARTIFICIEL.

Tarnier.

Donner le lait de vache, coupé avec de l'eau additionnée dans la proportion suivante :

Sucre........................ 5 gr.
Eau........ .... 100 —

Au début, mettre :

Eau sucrée. . . . . 3 parties.
Lait 1   —

puis de moins en moins d'eau, jusqu'à 6 mois; à cette époque, donner le lait de vache pur.

La température du lait doit être portée à celle du lait qui sort du sein, c'est-à-dire à 37 degrés environ. Pour cela, il faut le chauffer au bain-marie, ou faire bouillir de l'eau, qu'on ajoute pour le coupage, pourvu qu'elle soit assez chaude pour donner au mélange la température indiquée.

Si les digestions de l'enfant sont difficiles, ou s'il est constipé, on ajoutera à chaque repas, dans le premier cas, quelques grains de sel, et, dans le second, 5 centigrammes de bicarbonate de soude.

Quand il y a de la diarrhée, on ajoutera à chaque repas une cuillerée ou une demi-cuillerée à café d'eau de chaux médicinale.

Guéniot.

Les huit ou dix premières heures, le nouveau-né ne prend pas autre chose que de l'eau tiède, légèrement sucrée, additionnée de quelques gouttes de fleurs d'oranger. Ce liquide lui est offert à la cuiller dans la proportion d'une quinzaine de grammes toutes les 2 ou 3 heures. Dans cette période initiale, les mucosités qui tapissent l'arrière-gorge, l'œsophage et surtout l'estomac se trouvent ainsi délayées, puis facilement digérées, ou rejetées par régurgitation. Pendant les six heures suivantes, on administre de cette même eau tiède, additionnée d'un sixième de lait.

Voilà pour le premier jour de la naissance.

Le second jour, toutes les 2 ou 3 heures également 1

ou 5 cuillerées à café d'un mélange d'eau sucrée et de lait, dans la proportion d'un cinquième pour ce dernier.

Le troisième jour, lait pur, écrémé et coupé avec trois fois sa quantité d'eau faiblement sucrée.

Pendant les jours suivants, cette même proportion est conservée jusqu'à ce que l'enfant manifeste, par ses mouvements, ses cris, les contractions de ses lèvres et de sa langue, l'état de ses évacuations, qu'un mélange plus substantiel lui est nécessaire.

L'allaitement artificiel est un art au même titre que la médecine elle-même. Par l'impressionnabilité et la délicatesse extrêmes de toutes ses fonctions, le nouveau-né est, en effet, comparable à l'homme malade, au convalescent, plutôt qu'à l'homme en santé. Et de même que pour être pratiquée avec succès, la médecine exige autre chose que l'application de formules toutes faites, de même, pour être suivi de bons résultats, l'allaitement artificiel réclame, de ceux qui le dirigent, d'autres qualités que celle de savoir exécuter le coupage du lait ou manipuler un biberon. Aussi à quelque règle qu'on le soumette, quelque précision que l'on donne à ses procédés, il sera toujours, dans certaines mains inhabiles, un art dangereux et trop souvent funeste.

ANÉMIE DES NOURRISSONS.

Hayem.

Cette anémie est due ordinairement à la syphilis, à des troubles digestifs, et particulièrement à la diarrhée verte ; elle se caractérise par des inégalités dans le diamètre des éléments du sang, qui sont plus notables que dans l'anémie ordinaire, et en outre, par la présence d'assez nombreux globules rouges à noyau qu'on ne rencontre, chez l'adulte, que dans les anémies très graves.

Modifier l'hygiène dans son ensemble; administrer le phosphate de chaux et la liqueur de Fowler.

ANGINES AIGUËS.

Chauffard.

I. TRAITEMENT LOCAL. — Le traitement antiseptique des angines aiguës a pour base des lavages fréquents de la gorge, avec des antiseptiques qui y sont amenés, soit par des gargarismes, soit au moyen d'une seringue lorsque le sujet est trop jeune pour se gargariser. Les lavages doivent être répétés toutes les 2 ou 3 heures au moins.

Chez les enfants, il est de règle de faire usage de solutions assez faibles.

On pourra se servir d'abord des solutions à base de borax, de naphtol (25 centig. par litre), de phénol (1/2 ou 1 pour 100). Les enfants sont très susceptibles à l'acide phénique, médicament qu'on doit, pour cette raison, réserver pour la diphtérie.

On peut encore employer des solutions d'acide borique saturées ou sursaturées. On peut faire dissoudre 120 grammes d'acide borique dans un litre d'eau, à condition d'ajouter à chaud 1 gr 50 de magnésie pour 10 grammes d'acide borique.

S'il y a des fausses membranes, on pourra se servir, pour les enlever, de pinces munies d'un bourdonnet de ouate. Après avoir enlevé, en procédant avec précautions, les productions membraneuses, on fait une application de ouate sèche sur la muqueuse, puis de ouate chargée d'un antiseptique, de naphtol camphré, qui est très douloureux, mais très efficace, ou de phénol sulforiciné, qui est aussi très utile. Ces nettoyages doivent être faits prudemment; il ne faut pas faire saigner la muqueuse, car on créerait ainsi des voies d'absorption pour les toxines.

II. TRAITEMENT INTERNE. — A ce traitement local, il est souvent nécessaire d'associer l'antisepsie intestinale.

On donne, par exemple, 2 à 3 grammes de naphtol par jour, et, sous l'influence de ce traitement, l'angine peut avorter. On peut administrer le salol (4 à 5 gr.). A haute dose, ce médicament calme la douleur, fait tomber la fièvre et fait tourner court l'angine, car le salol se dédouble en phénol qui agit comme antiseptique. Le seul inconvénient du salol à haute dose est de rendre les urines noires. Mais si l'on cesse ou si même on diminue la dose, les urines reprennent leur couleur physiologique.

Enfin, à ces moyens fondamentaux on peut ajouter les antiphlogistiques, si les symptômes sont aigus (sangsues derrière les oreilles). On peut aussi, dans le même but, faire sucer de la glace ou mettre cette dernière en sachet autour du cou.

ANTISEPSIE MÉDICALE ET ISOLEMENT.

Grancher.

En chirurgie et en obstétrique, l'antisepsie semble suffire. En médecine, elle est insuffisante, et il faut recourir à l'*isolement* des douteux et des suspects dans les salles communes, en appliquant à ces malades les principes de l'antisepsie la plus sévère. La méthode repose sur deux règles que voici: 1° réduire au minimum les contacts suspects ; 2º désinfecter immédiatement tout ce qui a été souillé par un contact. En outre, ne pas se préoccuper de l'atmosphère qui ne joue aucun rôle dans la contagion et n'agit que par les poussières et les corps solides qu'il peut contenir ; mais ce dernier élément est négligeable, si on évite la poussière en nettoyant toujours les parois et le plancher avec un linge humide.

On réalise cette méthode par un ensemble de mesures et de dispositifs qui portent sur l'enfant, sur ses excreta et sur le personnel. Pour cela, cinq choses nouvelles et peu coûteuses sont nécessaires : des paravents en toile métallique, des paniers en fil de laiton ; des liquides antiseptiques pour la désinfection des excreta, des blouses et une infirmière spéciale.

1º L'enfant douteux ou suspect est placé dans un lit qu'entoure un grillage en fer, ou un paravent de 1^m,20 de hauteur, composé de feuilles mobiles l'une sur l'autre comme les parafeu de nos cheminées. Mis en place, il isole, dans la salle commune, le lit de l'enfant diphtéritique ou rubéoleux, pendant le temps de son séjour nécessaire à l'établissement du diagnostic. Le paravent a pour objet de supprimer tous les contacts de l'enfant suspect avec les autres enfants de la salle, et de réduire au minimum les contacts avec le personnel hospitalier ou médical. La première feuille du paravent, fixée au mur par un crochet, sert de porte d'entrée pour les besoins du service. L'enfant mis en box ou en quarantaine ne souffre pas de son isolement, car les mailles de la toile sont assez larges pour ne pas gêner sa vue.

Aucun des objets qui ont été en contact avec lui (jouets, vêtements, vaisselle) ne peut servir à un autre malade sans stérilisation préalable.

2º Les aliments lui sont remis, avec toute la vaisselle nécessaire au repas, dans un panier métallique qui, après le repas, est plongé dans l'eau bouillante pendant quelques minutes. Divisé en compartiments *ad hoc*, il contient l'assiette, la timbale, le couvert et la serviette.

3° Les excreta de l'enfant sont désinfectés, ainsi que les vases, par l'immersion dans un liquide antiseptique.

Les lits sont démontables, ce qui permet, après le départ ou le décès du malade, de les porter dans l'étuve.

4° Toute personne qui veut toucher ou examiner l'enfant doit revêtir une blouse placée sur son lit et qu'elle laisse ensuite sur le lit. Le contact terminé, elle doit laver soigneusement les parties qui ont subi ce contact, les mains, et au besoin, la face avec un liquide antiseptique (sublimé à 1 pour 1000). Le linge est stérilisé journellement, ainsi que les blouses du personnel, dans l'étuve à vapeur sous pression.

5° L'infirmière spéciale a la charge de tous les box. Elle seule doit aborder les enfants mis en quarantaine et leur donner ses soins. Elle doit, après chaque contact avec un enfant suspect, se laver les mains au sublimé et changer de tablier. Elle doit surtout ne toucher à aucun autre enfant. Au moment du repas, elle étend sur le lit une toile en caoutchouc, apporte de l'office le panier tout garni, et, le repas achevé, le rapporte à l'office et le plonge, avec tout son contenu et la toile en caoutchouc, dans une chaudière d'eau bouillante.

Ces mesures sont appliquées à tous les enfants dont le diagnostic est hésitant et à ceux qui n'ont pas encore eu la rougeole. Pour ces derniers, maintenir l'isolement en box, pendant 15 ou 20 jours.

ASPHYXIE DES NOUVEAU-NÉS.

Tarnier.

Le tube de Ribemont, qui présente des avantages immenses sur les tubes laryngiens employés jusqu'ici, rend très facile l'insufflation pulmonaire. Il peut tout d'abord être aisément introduit, grâce à sa courbure, calculée d'après les données anatomiques fournies par des cadavres d'enfants. Calquée sur la forme des organes, cette courbure permet d'introduire l'instrument d'emblée dans l'ouverture laryngienne.

Les bords de l'ouverture unique et terminale de la sonde de Depaul peuvent accrocher les parties molles, qui, dès lors, en se gonflant ou en se plissant, viennent encore ajouter aux difficultés de l'introduction.

De plus, la forr conique que présente le tube de M. Ribemont, à son extrémité, a pour effet d'oblitérer complètement l'orifice laryngien et d'empêcher, par conséquent, le reflux de l'air sur les côtés de l'instrument. En outre, il n'est plus nécessaire de fermer la bouche et le nez, car tout l'air insufflé pénètre dans les poumons.

Enfin, sa disposition est telle qu'on est aussitôt prévenu s'il est bien introduit dans le larynx et non dans l'œsophage. On n'est plus exposé à insuffler l'estomac et les intestins.

Le tube laryngien de Ribemont rend l'insufflation pulmonaire supérieure à toutes les autres méthodes de respiration artificielle. Cette opération est simple, facile, peu fatigante, à l'encontre de celle de Schultze. Elle a tous les avantages de cette dernière, sans en avoir les inconvénients ; elle fait pénétrer dans les poumons le maximum d'air dont on peut, à loisir, régler la force de pénétration et éviter ainsi la production de l'emphysème qu'on lui a si longtemps reprochée.

En un mot, bien faite, elle est l'opération de choix.

Jules Simon.

Lorsque l'enfant qui vient de naître ne crie ni se débat, s'il paraît comme asphyxié, impuissant à respirer, après avoir eu recours à la respiration artificielle, vous lui donnerez l'alcool :

1° A l'extérieur, sous forme d'un bain de vin ;

2° A l'intérieur, c'est-à-dire, par cuillerée à café d'un mélange composé d'une cuillerée à dessert de vin de Malaga dans un verre à bordeaux d'eau sucrée. Tous les quarts d'heure, verser la potion dans la bouche, goutte à goutte, la tête penchée en bas.

Dans ces circonstances, l'alcool est un excellent moyen de produire une action réflexe et de ranimer un petit être complètement déprimé dès sa naissance.

Guéniot.

Le naphtol donne d'excellents résultats. On pourra se servir d'une solution de 20 centigrammes de naphtol β pour 1000 et en faire prendre 10 à 20 grammes par jour.

Comme traitement ultérieur, recommander de donner une bonne nourrice à l'enfant.

Budin.

Le médecin doit garder tout son sang-froid. Il préviendra la famille du danger que court l'enfant, mais se gardera bien d'éveiller les soupçons de la mère. Il ne coupera pas le cordon immédiatement, car l'enfant n'a pas trop de sang ; il gagne ainsi une quanlité de sang évaluée à 87 centimètres cubes, ce qui est énorme pour un nouveau-né. Tout en laissant l'enfant entre les cuisses de la mère, l'accoucheur aura soin de retirer les mucosités. Il songera au procédé qu'il va employer et fera tout préparer à cet effet. S'il peut faire venir un confrère ou une sage-femme, il ne le négligera point, car il aura fort affaire pour s'occuper de la mère et de l'enfant.

Une fois la section de la tige funiculaire opérée, l'enfant sera transporté sur l'oreiller destiné à le recevoir et l'on se mettra en devoir de pratiquer la respiration artificielle.

Bonnaire.

Recourir aux inhalations d'oxygène chez le nouveau-né contre des états divers, très graves (nouveau-né présentant tous les symptômes extérieurs d'une maladie bleue; nouveau-né atteint d'un processus infectieux caractérisé par deux périodes, l'une de décoloration des téguments, avec pâleur livide, l'autre, d'ictère bronzé avec hématurie; nouveau-né atteint de gastro-entérite grave; enfin, cas de gastrite aiguë).

1° Chaque fois qu'il existe une hématose pulmonaire insuffisante, soit par obstruction des voies respiratoires, soit par défaut d'excitation du centre nerveux respiratoire. La mort apparente du nouveau-né constitue la première indication. Mais il ne s'agit pas de la période, pendant laquelle le thorax de l'enfant demeure inerte, alors que son cœur continue à battre. On a mieux à faire qu'à perdre du temps à préparer les appareils contenant l'oxygène et d'ailleurs, ce ne serait pas chose aisée, que d'introduire directement ce gaz dans les voies respiratoires, alors que le soufflet thoracique ne fonctionne pas spontanément. C'est pour lutter contre les états secondaires de faiblesse respiratoire et d'asthénie générale que l'emploi de l'oxygène est indiqué;

2° Les troubles de circulation interstitielle dont le sclérème des nouveau-nés prématurés est la plus commune des manifestations. Contre ces accidents le séjour à la couveuse suffit en général. Les inhalations oxygénées ne seront employées que dans les cas particulièrement graves et à titre d'appoint;

3° Les altérations du sang d'origine infectieuse (maladie oronzée hématurique, par exemple);

4° Les faits cliniques où il survient de l'hypothermie. L'athrepsie, sous sa forme aiguë et chronique, constitue le type de ce genre d'affections. A cette maladie semble répondre l'indication la plus commune des inhalations d'oxygène.

Ces inhalations doivent être faites, soit directement, en faisant arriver l'oxygène dans un entonnoir de verre placé sur le visage de l'enfant, soit indirectement, en faisant arriver le courant d'oxygène dans la couveuse où est placé l'enfant. Le gaz est amené sous pression à la porte d'entrée de l'air extérieur, pour s'échapper par la porte d'entrée ouverte au-dessus de la tête du petit malade. L'atmosphère de la couveuse constitue alors un véritable bain d'oxygène.

Dans bien des cas, en effet, en particulier dans le sclérème, la débilité congénitale, les inhalations d'oxygène ne sauraient dispenser de l'emploi de la couveuse.

Ce dispositif a donné d'excellents résultats et doit, en effet, en donner chaque fois que le petit malade marchant vers l'athrepsie, il est indiqué de tenter une amélioration de la crase sanguine.

Ces inhalations ont toujours été bien supportées, même par les enfants les plus débiles. Aucun accident fâcheux n'a jamais été imputable à leur emploi.

Ribemont.

Veiller à ce que les vêtements du nouveau-né ne puissent mettre obstacle à l'ampliation thoracique; chercher également à calmer les cris, si ceux-ci étaient incessants. Ces moyens à opposer à la pléthore sont bien plus efficaces et surtout bien plus inoffensifs que la saignée.

ASTHME.

Grancher.

Un gramme d'iodure modifie heureusement l'état du malade; les crises disparaissent, la bronchite va mieux. Au bout d'un certain temps, si l'on suspend l'administration, les crises reparaissent. Revenir de nouveau à l'iodure, et cela, avant que l'état de crise ne soit constitué.

Si l'iodure ne donne rien, prescrire l'antipyrine.

Quant à l'accès lui-même, le papier nitré, la pyridine, le nitrate d'amyle, les cigarettes belladonées, rendront des services.

Barié.

Verser sur un mouchoir V gouttes de pyridine, et placer le mouchoir sur la poitrine, en l'attachant au cou.

Renouveler la quantité 3 ou 4 fois par jour.

Donner, en outre, chaque jour :

Teinture de Lobelia inflata..... 8 à 15 gr.
Iodure de sodium............ 1 à 4 —

BAINS DE MER CHEZ LES ENFANTS.

Jules Simon.

Les bains de mer, qui produisent des effets remarquables chez certains enfants, sont très nuisibles chez d'autres, chez les rhumatisants et les nerveux, par exemple. On ne fait pas, en général, cette distinction et c'est le plus souvent à tort et à travers qu'on envoie les enfants à la mer. Il y a cependant de formelles contre-indications aux bains de mer.

I. Action du bain. — Le bain de mer est pris froid presque toujours; on peut cependant le donner chaud; il est possible aussi de se contenter de douches ou de simples lavages.

Le bain froid produit, tout d'abord, au moment où on entre dans la mer, un saisissement plus ou moins marqué; la peau pâlit. Cette anémie momentanée des téguments s'accompagne d'une activité circulatoire plus grande vers les centres. Le cœur a à lutter contre cette augmentation de pression, il ralentit ses battements. Dans la petite circulation, l'augmentation de la pression sanguine se fait sentir; il y a une surcharge veineuse dans les poumons; d'où une dyspnée momentanée, parfois très vive.

Au bout d'une minute, une réaction se produit. La peau rougit, la respiration, un peu gênée, redevient normale et l'enfant éprouve un bien-être complet dans le bain Il y a cependant certains enfants qui ne font pas cette réaction; ils restent cyanosés et grelottent pendant toute la durée du bain. Il y a chez eux une contre-indication absolue.

Le bain de mer a pour effet une excitation des systèmes circulatoire, lymphatique et nerveux ; il stimule le tube digestif. Rien d'étonnant alors à ce qu'il produise un peu de courbature, quelques maux de tête, une augmentation d'appétit avec de la constipation, une irritation cutanée enfin.

II. Contre-indications — Il ne faut pas donner de bains de mer froids aux enfants au-dessous de deux ans. Il y a des exceptions, mais, en général, ils sont mal impressionnés par l'eau froide et, comme les personnes âgées, ils ne réagissent pas.

Le bain de mer est contre-indiqué chez les enfants nerveux, appartenant à cette catégorie que j'appelle *les irrités*, chez ces enfants qui sont sans cesse en excitation, chez lesquels l'intelligence est continuellement en éveil, la sensibilité exquise et le sommeil léger. Le bain de mer augmente chez eux l'excitation ; il supprime leur sommeil et les rend insupportables.

On les voit tomber dans des colères et des convulsions fréquentes, et, j'en ai vu quelques-uns, sous cette influence, paraître s'avancer plus rapidement vers la méningite.

Les épileptiques, les hystériques, les choréiques sont également très mal influencés par les bains de mer On voit, chez eux, revenir des crises qui disparaissent dès qu'on les éloigne du bord de la mer.

Les enfants atteints de scléro-e cérébrale, de paralysie, se trouvent très mal du séjour au bord de la mer, alors même qu'ils ne prennent pas de bains. L'air maritime qu'ils respirent suffit à produire chez eux des phénomènes d'excitation cérébrale et médullaire qui amènent une aggravation des lésions existantes.

Les rhumatisants, avec ou sans lésions cardiaques, les enfants sujets aux torticolis ou bien à ces douleurs vagues, dites *de croissance*, qui ne sont pas autre chose que des périostites, des synovites rhumatismales, ne doivent pas être conduits au bord de la mer.

2.

Les ophtalmies aiguës et chroniques, les maladies des oreilles, toutes les affections de la peau (eczémas, lichens, etc…) sont une contre-indication aux bains de mer.

De même encore, la tuberculose pulmonaire en évolution, l'emphysème, les bronchites chroniques, le mal de Bright, la néphrite chez les tuberculeux, enfin toutes les affections douloureuses du bassin.

III. INDICATIONS. — Les bains de mer restent indiqués chez les enfants atteints de certaines formes de tubercules. Les adénopathies tuberculeuses, suppurées ou non, sont généralement avantageusement modifiées par le séjour au bord de la mer. Les adénopathies trachéo-bronchites sont peut-être moins améliorées que par le séjour à certaines stations.

Les périostites avec ou sans suppuration, les ostéites, les arthrites tuberculeuses se trouvent très bien d'un séjour au bord de la mer, mais à condition que les articulations malades ne soient plus chaudes, que les enfants puissent marcher avec des béquilles. S'ils sont incapables de se tenir debout, ils sont exposés à tomber continuellement et ils reviennent plus malades qu'avant le départ. Il faut donc, si on veut éviter une rechute, surveiller les coxalgies, les tumeurs blanches du genou, les articulations tibio-tarsiennes. L'inconvénient de la chute n'existant pas chez les enfants atteints d'une arthrite des membres supérieurs, il est possible de les envoyer au bord de la mer, alors même que leurs articulations malades sont encore chaudes.

Il faut permettre le séjour maritime aux enfants atteints du mal de Pott, à condition que les petits malades restent couchés, qu'ils demeurent immobiles. Si on les laisse se lever et jouer, il y aura une aggravation de la maladie et des phénomènes paralytiques apparaîtront.

Pour les tuberculoses cutanées, l'indication d'une

saison aux bains de mer est moindre, parce qu'il y a à craindre l'apparition de lésions eczémateuses autour des altérations tuberculeuses.

L'indication est absolue chez les rachitiques, qui se trouvent merveilleusement au bord de la mer.

Il est encore rationnel d'envoyer sur les plages les enfants convalescents de maladies graves, les anémiques, les chlorotiques, à condition toutefois qu'ils ne soient pas convalescents d'une scarlatine, d'une rougeole ou d'une diphtérie récente. C'est qu'en effet, chez les scarlatineux, il y a à craindre un refroidissement qui provoque ou qui réveille une néphrite dont les suites peuvent être mortelles. Chez les rubéoleux, chez les diphtéritiques, surtout chez ceux qui ont été opérés du croup, il existe une susceptibilité pulmonaire telle que l'action irritante de la brise maritime est capable de produire des trachéo-bronchites graves et même mortelles.

IV. Choix d'une station. — Enverra-t-on indifféremment les enfants sur n'importe quelle plage? Toutes n'ont pas les mêmes propriétés. Les plages du nord jusqu'au Havre sont très excitantes; elles conviennent aux torpides, aux enfants bouffis de lymphe. Au-dessous du Havre, jusqu'à Saint-Malo, elles sont moins excitantes. Les plages de l'Océan sont plus douces encore parce qu'il y fait plus chaud. Enfin les plages du midi (Arcachon, Biarritz) sont les moins excitantes.

Quand on aura décidé l'envoi d'un enfant à tel ou tel endroit, il faudra faire aux parents quelques recommandations. L'enfant devra rester 5 ou 6 jours avant de commencer les bains; cette acclimatation est nécessaire. Le premier bain, très court, ne devra durer que quelques secondes. Le lendemain, l'enfant ne prendra pas de bain; le surlendemain, il restera dans l'eau un peu plus longtemps et ainsi de suite.

Même lorsque l'accoutumance aura été produite, les bains n'auront pas une durée de plus de 5 à 6 minutes. Si la réaction ne se fait pas pendant ou après le bain, ou si l'excitation est trop grande, il faudra cesser les bains froids et donner des bains de mer tièdes.

Au bout de trois semaines, il convient de suspendre les bains et si le séjour au bord de la mer se prolonge, il ne conviendra de les recommencer qu'après un repos de quelques jours.

Il ne faut pas oublier de prévenir la famille que les enfants ont souvent des maux de tête, de la constipation avec embarras gastrique bilieux, toutes manifestations qui ne deviennent une contre-indication des bains que si elles sont persistantes ou si elles se renouvellent.

BEC-DE-LIÈVRE.

Le Dentu.

Ne pas opérer les becs-de-lièvre très compliqués avant que l'enfant offre une résistance suffisante (18 mois à 2 ans). La restauration de la voûte palatine n'offre pas de danger, à partir de 5 à 6 ans.

BLÉPHARITE NON SCROFULEUSE.

De Saint-Germain et Valude.

Faire des onctions sur le bord des paupières avec :

Oxyde de zinc.............. 1 centigr.
Vaseline .... 30 gr.

BLÉPHARO-CONJONCTIVITE.

De Saint-Germain et Valude.

Sulfate de zinc...................... 1 gr.
Hydrolat de roses .... 50 —
Eau distillée .... 150 —

Faire dissoudre. — Pratiquer des lotions, soit avec un linge fin, soit au moyen d'une éponge.

BRONCHITE.

Jules Simon.

Il faut soigner avec attention les petits rhumes, les petites bronchites, surtout chez les jeunes enfants.

Plus tard, à 2 ou 3 ans, il faut imposer le lit, *malgré les parents.* Quelques boissons chaudes, des bottes de ouate et une potion calmante compléteront le traitement. Donner par exemple :

Sirop de codéine .... 5 gr.
Alcoolature de racines d'aconit . V à X gouttes

dans un véhicule quelconque.

Nettoyer le nez, au moyen d'irrigations chaudes avec un peu de salol ou d'acide borique.

Nettoyer la gorge au moyen de badigeonnages, avec du miel rosat et du borax.

Nettoyer la bouche avec de l'eau de Vichy, ou avec de la glycérine et du borax.

En même temps, on exagérera les précautions relatives à l'auto-infection : minutieusement nettoyer le linge, les tasses, les cuillers. Tenir le lit dans un grand état de propreté.

Descroizilles.

La terpine, d'un goût bien moins désagréable que la térébenthine, sera acceptée plus facilement que cette dernière substance.

Chez les enfants de 6 à 10 ans, la prescrire à la dose de 50 à 60 centigrammes par jour; il n'y a ni répugnance ni perturbation gastro-intestinale.

L'employer sous forme d'élixir, de vin, de pastilles ou de pâte.

Marfan

Bronchite aiguë. — Tout enfant atteint de bronchite doit garder la chambre, et vivre dans une atmosphère chaude (16° à 18°).

Forme légère. — Une potion avec V à VIII gouttes de teinture de belladone ou d'aconit, des frictions sur le thorax avec le liniment térébenthiné du Codex constituent des moyens suffisants.

Forme grave. — Au début, on administrera soit du sulfate de quinine, soit de l'antipyrine. Chez les très jeunes enfants, ces remèdes peuvent être administrés en lavement, ou en pommade (frictions dans les aisselles avec une pommade au chlorhydrate de quinine). Puis on usera des convulsifs; les cataplasmes sinapisés alterneront avec les frictions au liniment térébenthiné. Si cela est nécessaire, on mettra en œuvre la médication expectorante : ipéca, kermès, acétate ou benzoate d'ammoniaque.

Quand les enfants ont dépassé l'âge de 5 ans, on pourra, si cela est nécessaire, administrer les stupéfiants à faibles doses.

Bronchite capillaire. — La caféine en injections sous-cutanées, à la dose de 5 centigrammes donnés en plusieurs fois en 24 heures, chez un enfant d'un an, rend de grands services.

Comby.

Bronchite chronique. — Attaquer d'abord la bronchite, à l'aide de vomitifs et de révulsifs et modifier
l'état général à l'aide d'une bonne hygiène, d'un régime tonique et reconstituant, et surtout de l'huile de
foie de morue qu'on prescrira à doses massives.

BRONCHO-PNEUMONIE.

Jules Simon.

I. PROPHYLAXIE. — La broncho-pneumonie est fréquente comme suite de coqueluche, de rougeole, etc.

On peut l'éviter, non pas en faisant sortir les petits
malades, comme on a l'habitude de le faire, sous
prétexte de leur faire changer d'air ; voici une pratique meilleure : pendant les huit jours de la période
inflammatoire, on tient les enfants au lit ; pendant
les trois semaines suivantes, on leur permet seulement d'aller dans les différentes pièces de l'apparte-
ment, à la condition qu'il y règne une température
uniforme.

II. TRAITEMENT PROPREMENT DIT. — Il y a deux
périodes à envisager. Au moment de l'invasion, on a
à combattre les troubles circulatoires, l'élévation de
température, l'agitation plus ou moins grande. Sitôt
que l'on soupçonne un enfant d'être atteint de broncho-pneumonie, il faut immédiatement le faire mettre
au lit, lui envelopper les membres inférieurs de ouate
et de taffetas gommé, et maintenir le tout au moyen
d'un grand bas ; matin et soir, il faudra changer
la ouate en ayant soin d'opérer rapidement pour
éviter un choc en retour qui pourrait être dangereux.

Placer, en avant et en arrière de la poitrine, de larges cataplasmes sinapisés, puis faire prendre d'heure en heure une cuillerée à bouche de la potion suivante :

Julep gommeux...............	100 gr.
Alcoolature de racine d'aconit	XV gouttes.
Acétate d'ammoniaque.....	1 gr.
Sirop de codéine (suivant l'âge)..................	5 à 15 —

Si le calme survient, on espacera progressivement les doses; dans le cas contraire, on pourra les rapprocher. Si la poussée congestive devient menaçante, donner un bain d'eau tiède, sinapisé, de 4 à 5 minutes de durée ; l'enfant devra être maintenu roulé pendant une heure dans une couverture sèche. Le bain pourra être répété plusieurs fois.

Quand on se trouve au début d'une broncho-pneumonie, on est souvent tenté d'administrer un vomitif ; si au préalable l'enfant avait de la bronchite des grosses bronches, si la toux, dans les jours précédents, était devenue plus grasse, donnez un vomitif, *mais un seul*; un second vomitif purgerait et affaiblirait le malade. Dans ces conditions, en effet, le bulbe, irrigué par un sang qui n'a subi qu'une hématose incomplète, reste insensible à l'action de l'émétine, les vomissements ne se produisent plus et on n'obtient qu'une déperdition des forces. Il est des circonstances où le vomitif n'est pas nuisible, mais, si j'avais une indication générale à formuler à cet égard, je dirais volontiers : N'en donnez pas.

Une fois la broncho-pneumonie déclarée, prescrire la médication révulsive; faire une révulsion active sur la peau et pousser cette révulsion jusqu'au vésicatoire. Certains médecins se sont élevés contre l'application des vésicatoires aux enfants ;

mais, en prenant quelques précautions, il est facile d'éviter les inconvénients inhérents à ces révulsifs, et, d'autre part, on en retire un tel bénéfice que je n'hésite pas à y avoir recours.

Un enfant agité, oppressé, qui n'aura pas dormi depuis plusieurs jours, aura une nuit tranquille si on applique un vésicatoire.

Ne prescrire que des vésicatoires de 3 à 4 centimètres, qu'on laissera en place pendant 3 heures seulement; on complète l'action par un cataplasme de fécule et on panse avec un peu de vaseline boriquée et une forte couche de ouate.

On ne se bornera pas à appliquer un seul vésicatoire; la méthode révulsive consiste à agir coup sur coup, chaque fois qu'il se produit des points congestifs; on pourra mettre ainsi cinq, six. jusqu'à dix vésicatoires successivement.

On devra veiller en même temps à ce que les malades soient dans de bonnes conditions hygiéniques; maintenir dans la chambre une température constante, environ 28°; entretenir une certaine humidité dans l'air en ayant de l'eau bouillante dans la pièce où le malade est couché. Il faudra, autant que possible, asseoir les enfants; s'ils sont en bas âge, il y a avantage à les tenir dans les bras, la position assise facilitant la respiration.

Telle est la base de la médication; mais, à côté de cela, on peut avoir à remplir des indications particulières qui varieront suivant les cas.

Sous l'influence de la stase veineuse, le cœur se distend, il y a des troubles du côté de la veine-porte : le pneumogastrique et les nerfs de l'intestin sont troublés dans leur fonctionnement, le ventre se ballonne, il y a, ou de la constipation ou de la diarrhée; pour assurer le rétablissement des fonctions digestives, il faudra avoir recours à de légers laxatifs, un peu de magnésie, 2 à 3 grammes de séné dans du lait bouillant, ou bien l'eau de chaux et des frictions sur le ventre avec l'huile de camomille camphrée.

Si les symptômes nerveux prédominent, s'il y a de l'agitation ou du délire, prescrire un peu de café, du champagne mélangé d'eau, ou des grogs, enfin le lavement suivant qu'il ne faudra pas craindre de répéter :

```
Hydrate de chloral... 50 centigr. à      1 gr.
Eau..............................      60 —
Teinture de musc................      XX gouttes.
Teinture de valériane...........      XV    —
```

Il est un médicament qui rendra parfois de réels services, c'est le sulfate de quinine; sédatif du système nerveux, modérateur du cœur et régulateur de la circulation périphérique, il est, en même temps, tonique et antithermique; on pourra l'employer à des doses variant entre 3, 10 ou 15 centigrammes.

Le meilleur moyen pour le faire prendre aux enfants consiste à l'administrer en potion avec de la glycérine, du sirop tartrique et un peu d'eau de Rabel.

Si l'on est appelé auprès de malades affaiblis par du kermès, de l'oxyde blanc d'antimoine, de l'ipéca en lavage, médications parfois encore employées et contre lesquelles on ne saurait trop s'élever, c'est dans ces cas qu'il faudra donner l'alcool à haute dose. Prescrire 30 grammes de vin de Malaga pour un enfant de 5 à 6 mois, 50 à 60 grammes d'eau-de-vie à partir de 2 ans ; donner du champagne, des grogs et on obtiendra des résultats merveilleux.

Il est utile de surveiller attentivement la sécrétion

urinaire, parce que sa suppression peut être la principale cause de la dyspnée; dans cette occurrence, il faut avoir recours à la digitale; ne donner ni sirop, ni teinture, mais 15 centigrammes de poudre de feuilles en infusion, en trois fois dans les 24 heures ; en même temps, mettre des cataplasmes sur les reins et même quelques ventouses sèches : vous verrez alors les contractions cardiaques reprendre un rythme plus régulier et la sécrétion urinaire reparaître. Toutefois le traitement par la digitale ne doit pas être poursuivi plus de 2 jours.

IV. TRAITEMENT DE LA CONVALESCENCE. — La broncho-pneumonie est une maladie dont la durée est toujours longue; pendant 20 jours, 1 mois, on aura à lutter contre de petites poussées successives; enfin le malade guérira; dès que la fièvre aura disparu, on lui permettra de se lever; néanmoins le rôle du médecin ne sera pas encore terminé. Il lui restera à combattre un emphysème parfois très étendu, de l'atélectasie, de la congestion pulmonaire, de l'adénopathie, troubles consécutifs contre lesquels il faudra instituer un traitement approprié et de longue haleine, afin d'éviter le retour d'accidents plus ou moins graves qui pourraient compromettre les résultats obtenus par une thérapeutique attentive et raisonnée.

Legroux.

Broncho-pneumonie post-trachéotomique chez les diphtéritiques. — L'administration de la créosote diminue la fréquence de la broncho-pneumonie qui survient si souvent après la trachéotomie chez les enfants atteints de croup.

On administre la créosote a l'intérieur sous la forme que voici :

Glycérine........................ 500 gr.
Rhum .... 100 —
Créosote de hêtre pure .... 10 —

Mêlez. — A prendre : 2 à 4 cuillerées à bouche par jour, suivant l'âge de l'enfant.

Il est bon de commencer le traitement dès que l'on soupçonne l'extension de la diphtérie au larynx. Plus le malade aura pris de créosote avant l'opération, plus il aura de chances de résister à l'infection de la muqueuse broncho-pulmonaire.

Lorsque la trachéotomie aura été pratiquée, on placera devant l'orifice de la canule, tout en continuant l'usage interne de la créosote, une mince couche de ouate imbibée de la solution suivante :

Glycérine. .... 20 gr.
Alcool....... .... 10 —
Créosote....... .. .. 1 —

Mêlez. — Usage externe.

Ce traitement donne des résultats assez satisfaisants en ce qui concerne la prévention de la broncho-pneumonie post-opératoire, mais il ne paraît pas, malheureusement, avoir d'efficacité dans les cas où la broncho-pneumonie survient avant l'opération.

Sevestre.

Broncho-pneumonie infectieuse. — I. PROPHYLAXIE. — Isolement.

Les objets de literie, le linge ayant servi à un enfant atteint de broncho-pneumonie devront être désinfectés avec soin. L'air des salles d'hôpital contenant des microbes, il serait bon de mettre les malades dans de petites salles ; c'est une façon de rendre les contaminations moins fréquentes et, mieux encore, de faciliter la désinfection des salles.

II. TRAITEMENT LOCAL. — On combattra les phénomènes pulmonaires à l'aide de ventouses sèches, ou même de ventouses scarifiées, suivant l'intensité des symptômes. On se trouvera bien également de cataplasmes sinapisés, appliqués plusieurs fois dans la journée. Les vésicatoires donnent aussi de bons résultats, mais leur application devra être surveillée avec soin.

III. TRAITEMENT GÉNÉRAL. — Si l'état s'aggrave, si la dyspnée augmente, on pratiquera par jour 2 ou 3 injections d'éther. Le cœur est en général atteint, et on retirera de grands bénéfices des injections de caféine, dont la dose variera suivant l'âge de l'enfant.

Les toniques doivent être donnés largement sous forme de potion de Todd, de vin de Banyuls, etc.

Les frictions sèches, les frictions alcooliques, l'enveloppement dans la ouate devront être employés s'il survient des phénomènes d'algidité.

IV. TRAITEMENT ANTISEPTIQUE. — Le traitement principal est la médication antiseptique, qui s'adresse à la nature même de la maladie.

L'acide lactique, qui donne de si bons résultats dans le cas de diarrhée verte bacillaire, est ici bien moins efficace ; aussi n'est-il employé que très rarement.

Au début de la maladie, on se trouvera bien d'administrer le calomel à dose purgative. Cette médication a l'avantage de faire l'antisepsie intestinale et de décongestionner les poumons. On ne craindra pas de l'administrer aux enfants, même à doses assez élevées :

De 1 à 6 mois......................	5 centigr.
De 6 mois à 1 an.........	5 à 10 —
De 1 an à 18 mois.........	10 à 15 —
De 18 mois à 2 ans.........	15 à 20 —

A partir de 2 ans, on peut augmenter de 5 centigrammes par année.

Les jours suivants, on donnera le bétol qui présente sur le naphtol β l'avantage d'être moins désagréable au goût, et plus facilement supporté. On le prescrira à la dose de 1 gramme ou 1ᵍʳ50, dans une potion gommeuse à prendre en trois fois dans la journée.

On peut remplacer le bétol, qui n'est pas toujours un produit très fixe, par le benzonaphtol de Yvon et Berlioz, qui présente sur les autres produits des avantages incontestés.

V. ALIMENTATION. — L'alimentation devra être surveillée d'une façon toute spéciale. Le lait, qui sera la seule nourriture du malade, ne doit pas, en effet, être seulement un aliment, mais encore un médicament. Nous ne parlons pas des enfants nourris au sein, car c'est l'exception.

L'enfant sera donc nourri au biberon. Les tétées seront régulièrement espacées, et la quantité de lait proportionnée à l'âge et aux besoins de l'enfant.

Le lait devra être préalablement bouilli ; mais nous croyons préférable de recommander le lait stérilisé, pourvu que la bouteille ne soit débouchée qu'au moment exact de s'en servir, et qu'il ne séjourne pas trop longtemps dans le biberon. Car, ainsi que l'a démontré Lesage, après une heure de séjour dans le biberon, dans une salle où existent des entérites infectieuses, le lait est devenu une culture pure du *Bacterium coli*, doué de propriétés virulentes. Le goût de bouilli que présente ce lait ne répugne nullement à l'enfant.

Broncho-pneumonie compliquant la rougeole. — 1° Proscrire tout ce qui peut affaiblir le malade ; point de vomitifs.

2° Stimulation par les injections sous-cutanées d'éther et de caféine.

3° Bains tièdes de 32 à 34 degrés, ou froids au besoin.

4° Comme révulsifs : bains sinapisés, ventouses sèches, vésicatoires, mais exceptionnellement et avec les précautions de la plus sévère antisepsie.

5° Comme expectorants : associer le kermès au benzoate de soude.

Kermès..............	5 centigr.
Benzoate de soude	50 centigr. à 1 gr.
Eau de laurier-cerise....	3 —
Julep gommeux........	100 —

F. s. a. Une cuillerée à café toutes les deux heures.

Hutinel.

Les bains froids nous semblent utiles, surtout dans les cas où les phénomènes généraux sont très marqués, où ils dépassent en importance et en gravité les phénomènes locaux, comme cela a lieu par exemple dans le catarrhe suffocant et dans les broncho-pneumonies avec accidents nerveux prédominants. Quand la température atteint 41°, le bain froid est toujours indiqué, parce que l'hyperthermie est par elle-même un danger. Quand, avec des lésions locales de moyenne étendue, la température et les réactions sont excessives, l'indication est encore formelle.

Quand les lésions locales sont très étendues et la fièvre intense, les bains froids peuvent soutenir les malades, les prolonger, leur faire attendre la défervescence; mais en général, ils n'amènent pas la guérison.

Quand il y a de très grosses lésions locales avec peu de réaction, le bain est contre-indiqué. Il l'est aussi quand le fonctionnement du cœur se fait mal, ce qui d'ailleurs est exceptionnel chez l'enfant ou bien quand l'adynamie est profonde. L'âge n'est pas une contre-indication. Les bains froids donnent, en effet, des résultats merveilleux chez les petits enfants, parce que chez eux les phénomènes généraux prédominent souvent et ne sont pas toujours en rapport avec les lésions locales.

Voici la façon dont je fais donner le bain froid dans la majorité des cas. L'eau doit être à 28° pour le premier bain, dont la durée est de 5 à 10 minutes Il faut retirer l'enfant dès qu'il frissonne. Les autres bains peuvent être pris à 24° et au-dessous jusqu'à 18°; il n'est pas nécessaire de choisir une température plus basse.

On place l'enfant tout nu dans le bain et on l'y maintient.

On verse peu à peu de l'eau froide dans la baignoire si la température ne s'abaisse pas suffisamment, et on fait des affusions froides sur la tête de l'enfant. Au bout de 5, 6, 8 ou 10 minutes, on retire le petit malade, on l'enveloppe dans une couverture de laine et on lui fait prendre du grog. Une heure après le bain, on applique de nouveau le thermomètre. Si la température n'est pas à 39°, on attend; mais il faut reprendre la température toutes les 2 heures, et plonger l'enfant dans l'eau froide, dès que la température dépasse 39°, à moins qu'il ne soit calme et non dyspnéique.

Les bains doivent être donnés tant que dure l'hyperthermie; on peut en prescrire jusqu'à sept le premier jour. Dans les cas favorables, le nombre va en diminuant rapidement les jours suivants.

Comme adjuvant, je conseille la quinine qui soutient le cœur au lieu de le déprimer, la caféine et l'éther en injections s'il y a des tendances au collapsus ou à la syncope.

Il faut alimenter les enfants avec du lait coupé, du

bouillon, des boissons aussi abondantes que possible, afin d'augmenter la sécrétion urinaire, du café, et surtout des grogs au cognac. Un enfant de 1 an peut prendre de 15 à 30 grammes d'alcool par jour ; chez un enfant de 13 ans, on peut aller jusqu'à 60 grammes.

L'alcool aura l'avantage d'activer la réaction favorable qui se produit après le bain. Quand celle-ci ne se manifeste pas, c'est en général parce que le bain a été trop long ; il faut diminuer la durée des bains suivants.

Les bains froids ne sont pas seulement indiqués dans les broncho-pneumonies catarrhales ou grippales, mais encore dans celles qui se montrent au cours de la rougeole ou de la coqueluche. Le pronostic dans ces derniers cas est toujours plus grave.

Il est presque fatal, quoi qu'on fasse, quand l'inflammation pulmonaire est consécutive à la diphtérie.

CÉPHALÉES.

Jules Simon.

Il y a sept groupes de céphalées :

Céphalée de croissance. — Elle est surtout frontale, s'exagère par le travail, coïncide avec des douleurs des jointures, des périostoses, de l'hypertrophie du cœur.

TRAITEMENT. — Repos musculaire, toniques ; alimentation riche, phosphate de chaux, bière de malt.

Céphalée par surmenage intellectuel. — Enfants très intelligents et excitables, travaillant beaucoup, ou au contraire, enfants retardés, qui ont peine à suivre leurs études.

TRAITEMENT. — Dans le premier cas, cesser le travail intellectuel, recommander les exercices physiques sous toutes les formes, en évitant la fatigue, hydro-thérapie tiède ou seulement fraîche. Dans le second cas, continuer modérément le travail intellectuel, et recommander l'exercice.

Céphalée par troubles digestifs. — Chez les enfants qu'on nourrit trop souvent ou qui mangent trop vite; apparaît de 1 à 3 heures après le repas.

TRAITEMENT. — Hygiène alimentaire bien réglée; amers avant les repas, boissons chaudes après. Traiter la constipation.

Céphalée d'origine nerveuse. — Comprend la céphalée des enfants surexcités par l'entourage et la vie mondaine à laquelle on les mêle; celle des futurs névropathes, épileptiques ou hystériques. Se reconnaît facilement.

TRAITEMENT. — Douches courtes, marche, massage. Valériane, aconit et antipyrine pour les hystériques; belladone et bromure pour les épileptiques; éviter les refroidissements.

Céphalée des enfants de souche rhumatismale ou goutteuse. — S'accompagne quelquefois de phénomènes congestifs intenses qui simulent la méningite. Se reconnaît aux antécédents héréditaires, à la coïncidence d'autres douleurs, névralgies, arthralgies, myalgies; les urines renferment beaucoup de phosphates, d'oxalates et d'urates.

TRAITEMENT. — Alimentation modérée; exercice au grand air, bains de vapeur et frictions; laxatifs; alcalins; salicylate de soude à doses de 25 à 30 centigrammes; teinture de colchique, X à XV gouttes par jour.

Céphalée par anémie et intoxication. — Dans le premier cas, par manque d'air, mauvaise hygiène; dans le second, par impaludisme, oxyde de carbone, médication excessive (iode, opium, digitale, belladone), urémie.

TRAITEMENT. — Il varie avec la cause.

Céphalée par lésions des organes des sens. — Pour l'*œil*, conjonctivites et kératites chroniques, iritis, qu'on calmera par le traitement local et par le sulfate de quinine à haute dose ; troubles de réfraction, hypertrophie, astigmatisme, qui réclament des verres spéciaux.

Pour le *nez*, polypes muqueux, hypertrophie des cornets, qui réclament un traitement local.

Pour l'*oreille*, végétations adénoïdes, otites, corps étrangers du conduit auditif.

CÉPHALÉMATOME.

Descroizilles.

Ne pas ouvrir la tumeur.

Résolutifs : chlorhydrate d'ammoniaque, acétate de plomb, vin, vinaigre, alcool.

Faire la compression.

CHOLÉRA INFANTILE.

Grancher.

Acide lactique....................	2 gr.
Eau distillée....................	50 —
Sirop de framboises.............	50 —

Mêlez. — Une cuillerée à café toutes les 5, 10 ou 30 minutes, suivant la gravité des cas.

Lavements à la température de 30 à 32°.

Lavage de l'estomac avec l'eau de Vichy.

Pour combattre le collapsus, bain chaud sinapisé à 38°, pendant 10 minutes au maximum ; injection sous-cutanée de 50 centigrammes d'éther.

On peut aussi administrer, tous les quarts d'heure, une cuillerée à café de la potion suivante :

Citrate de caféine	25 centigr.
Rhum vieux	20 gr.
Vin de Malaga	30 —
Sirop de framboises	40 —

Cadet de Gassicourt.

Extrait de ratanhia	50 centigr. à 1 gr.
Elixir parégorique de Londres..	V à X gouttes
Julep gommeux	40 gr.

F. s. a. une potion, dont on prescrit une cuillerée à café d'heure en heure. Diète absolue jusqu'à disparition des vomissements et de la diarrhée ; puis on donne du lait glacé. — Comme boisson, de l'eau albumineuse ou une légère infusion de thé au rhum préalablement glacé, et de la glace pilée.

Jules Simon.

1° *Faut-il mettre l'enfant à la diète ?* — Oui, d'après les uns ; non, d'après les autres. Ceux qui proscrivent le lait permettent l'ingestion de quelques cuillerées d'eau albumineuse ou de thé au rhum, ces boissons étant glacées, pour apaiser la soif. Ceux qui autorisent le régime lacté rationnent ce liquide à raison d'une ou deux verrées par jour et en le coupant d'eau de Vals ou de Pougues. La cessation des vomissements ou de la diarrhée permet d'augmenter cette dose ; leur retour oblige à la diminuer.

2° *Combattre la diarrhée.* — Employer l'opium, malgré le jeune âge de l'enfant, surtout sous la forme d'élixir parégorique et à raison de VIII à X gouttes par jour, ou bien en potion, en l'associant à l'extrait de ratanhia et à l'extrait de kola :

Extrait de ratanhia . . . . .   50 centigr. à 1 gr.
Extrait de kola . . . .   10 à 20 centigr.
Élixir parégorique . . . . . .   VIJ à X gouttes
Sirop simple . . . .   60 gr.

Une cuillerée à café toutes les 2 heures.
La potion suivante répond à la même indication :

Salicylate de bismuth . . . .   1 gr.
Craie préparée . . . .   2 —
Élixir parégorique . . . .   V à X gouttes
Teinture de cannelle . . . .   1 gr.
Eau de mélisse . . . .   10 —
Vin de Malaga . . . .   20 —
Julep gommeux . . . .   110 —

Une cuillerée à café ou à dessert, suivant l'âge,
d'heure en heure.
Voici encore une potion qui peut être utile :

Salicylate de bismuth . . . .   1 à 2 gr.
Laudanum de Sydenham . . . . . .   1 à V gouttes.
Infusion de thé . . . .   60 gr.
Sirop de framboises . . . .   20 —
Rhum . . . .   15 à 20 —

3° *Combattre les vomissements.* — Eau glacée et alcoolisée; petit vésicatoire camphré au creux de l'estomac.
4° *Agents antiseptiques que l'on peut prescrire.* — Le
calomel d'abord, l'acide lactique ensuite.
Administrer le calomel en poudre :

Calomel . . . .   5 à 10 centigr.
Sucre pulvérisé   20   —

F. s. a. pour dix paquets. Un paquet toutes les
2 heures. L'apparition du collapsus doit faire cesser
l'administration du médicament.
Prescrire aussi les lavements d'eau bouillie et boriquée de 150 à 200 grammes, suivant l'âge.

5° *Comment faut-il intervenir contre le collapsus et l'algidité?* — Par des frictions avec divers alcoolats, par les bains sinapisés, par les bains de vin chauds, chauffés à 38 degrés et de 5 à 6 minutes de durée; par les piqûres d'éther, par la caféine à l'intérieur.

Si ces moyens échouent, injection sous-cutanée de 10 centigrammes de caféine.

Descroizilles.

Poudre de Dower............	20 centigr.
Sous-nitrate de bismuth.......	1 gr.

En faire 4 paquets; à prendre dans la journée.
Prescrire un lavement avec :

Nitrate d'argent...........	1 à 3 centigr.
Eau......................	50 gr.

Bains salés ou sinapisés.
Pratiquer des frictions sur le ventre avec :

Ammoniaque..................	10 gr.
Huile camphrée...............	40 —

CHORÉE (1).

Germain Sée.

Chorée classique. — Il n'y a pas de médicament spécifique. Dans les cas ordinaires, l'antipyrine et l'arsenic sont les médicaments qui donnent les meilleurs résultats; si l'on soupçonne le rhumatisme, associer le salicylate de soude à l'antipyrine. Les bains

(1) Pour la rédaction des articles G. Sée, Voisin, Gilbert Ballet, Déjerine, Albert Robin, Dreyfus-Brisac et Sevestre, nous avons fait quelques emprunts aux articles de M. Marcel Baudouin dans la *Semaine médicale*.

sulfureux pourront aussi être utiles. Si le malade a des stigmates hystériques, on recourra au bromure qui, malheureusement, débilite rapidement.

Chorées cardiaques. — Prescrire le chloral et l'hydrothérapie associés à l'iodure de potassium et surtout à l'iodure de calcium. S'il s'agit de cas simples, insister sur les reconstituants, l'alimentation albumineuse et la gymnastique.

Dujardin-Beaumetz.

Prescrire les bromures et particulièrement le bromure de potassium ou de sodium; ce médicament réussit surtout dans les *chorées douteuses à substratum hystérique*, dans les *chorées intenses, compliquées d'accidents cardiaques*. Le donner associé à l'arsenic, à la dose de 2, 3 et même 4 grammes par jour, pendant un certain temps.

Pourtant le bromure de potassium a ses inconvénients; il agit lentement, déprime et anémie les sujets. Ce sont de mauvaises conditions.

Jules Simon.

Il y a intérêt à résoudre l'important problème de la « nature de la chorée ». Pour moi, la chorée est presque toujours de nature rhumatismale. Je dis *presque*, parce que je ne nie pas les chorées d'origine nerveuse, mais je les crois fort rares. Cette théorie n'est pas sans conséquence pratique. Avoir une opinion arrêtée sur la nature de cette affection est d'une importance capitale pour l'hygiène des choréiques.

Au point de vue de la thérapeutique à suivre, la chorée doit être divisée en trois périodes : *période de début, période d'état, période de déclin*. Chacune de ces périodes comporte une médication différente.

1° *Période de début.* — Elle est caractérisée par l'irritabilité de l'enfant et le commencement des mouvements involontaires. — Étant admis (c'est la notion la plus probable actuellement) que les mouvements choréiques reconnaissent pour cause une hypérémie de la région supérieure de la moelle épinière, il est rationnel, à cette période fluxionnaire, d'appliquer chaque jour des ventouses sèches à la nuque.

En même temps, comme les enfants sont très excités, leur prescrire de X à XX gouttes de teinture d'aconit ou de ciguë, dans une potion qui devra être prise dans les 24 heures. Enfin, si les enfants sont très agités, on aura recours à l'emploi du chloral, des bromures alcalins et aux bains chauds.

2° *Période d'état.* — Toute la série des calmants et des antispasmodiques a été préconisée contre la chorée; aucun d'eux n'a donné de résultats constants. L'antipyrine, jusqu'ici, me paraît le meilleur médicament.

L'antipyrine doit être employée dans tous les cas. Administrée convenablement, elle est sans danger chez les enfants qui la supportent très bien (les éruptions cutanées sont rares), et elle m'a paru constamment diminuer l'intensité des mouvements et abréger la durée de la maladie.

Voici comment il faut la prescrire :

Le premier jour, 1gr50, en trois cachets de 50 centigrammes chacun, à prendre aux repas.

Le deuxième jour, 2 grammes, toujours par doses de 50 centigrammes, pendant le repas, en mangeant, et non avant ou après le repas.

Les jours suivants, on augmente la dose qui doit, en général, arriver à 4 grammes par 24 heures et être continuée pendant toute la durée de la maladie jusqu'à ce que les mouvements choréiques aient à peu près disparu. On arrive ainsi à juguler la chorée en deux ou trois semaines, du moins pour les grands mouvements.

Par exception, ce traitement provoque certains symptômes (gonflement de la face, éruption scarlatiniforme, fatigue générale) que l'on prévient en fractionnant les doses. On donne le remède par doses isolées de 50 centigrammes, réparties à intervalles égaux dans les 24 heures.

Dans quelques cas de chorée molle, l'électricité peut rendre des services.

3° *Période de déclin.* — L'hygiène devient prédominante : la chorée étant une affection rhumatismale, l'hygiène des enfants choréiques doit être celle des rhumatisants.

Recommander d'éviter les refroidissements pendant la chorée, à cause du rhumatisme possible.

Quand les mouvements irréguliers persistent trop longtemps, il est bon d'avoir recours à la gymnastique rythmée, car il semble alors que les mouvements volontaires aient besoin d'être appris de nouveau, qu'il faille, comme M. Charcot l'a démontré pour l'astasie et l'abasie, refaire l'éducation des muscles.

Joindre à cela le régime tonique des bains tièdes, légèrement salés (pas de bains excitants), et, enfin, l'usage alternant de l'arsenic et du phosphate de chaux.

Les enfants supportent très bien l'arsenic, qui est, pour eux, un excellent médicament.

Voici comment il faut le prescrire :

Arséniate de soude..	5 centigr.
Eau distillée...............	250 gr.
Eau de mélisse............	5 —

Une cuillerée à café à chacun des deux principaux repas; on continuera l'usage de l'arsenic pendant quinze jours, puis on le remplacera par quelques pincées de phosphate de chaux en poudre, prises éga-

lement aux repas, pendant quinze jours. On continuera l'usage de ces deux médicaments jusqu'à ce
que l'enfant ait retrouvé l'intégrité de sa santé.

Chorée rhumatismale. — Conseiller aux parents
des enfants choréiques d'éviter, pour eux, l'humidité,
le froid, en un mot, toutes influences réputées capables de réveiller les manifestations du rhumatisme.

Chorée d'origine nerveuse. — Conseiller l'hydrothérapie, le séjour au bord de la mer, etc., toutes
choses nuisibles chez un rhumatisant.

A. Voisin.

Donner le bromure et aller jusqu'à 8 grammes par
jour. Prescrire en même temps deux douches par
jour, chaque douche durant 15 à 20 secondes: la
gymnastique contribue beaucoup à la guérison.

Dans le cas d'échec, associer au bromure, l'oxyde
de zinc à la dose de 20 centigrammes par jour, au
maximum, en pilules, et abaisser la quantité de bromure à 4 grammes. On débute par 2 centigrammes
d'oxyde de zinc pour arriver graduellement à 20 centigrammes. Chez les jeunes filles, il est bon de donner
en plus l'extrait de valériane.

Magnan.

Chorée vulgaire. — Employer le bromure, l'hydrothérapie, les toniques.

Chorées incoercibles. — Les injections sous-cutanées de chlorhydrate d'hyoscine font cesser les mouvements pendant 5 à 7 heures. Se servir de la solution
à 1/10e et injecter, chez l'enfant, 1/2 à 1 milligramme
par seringue de Pravaz ; chez l'adulte, 1 à 2 milligrammes.

Gilbert Ballet.

Chorée vulgaire. — Elle tend spontanément vers

la guérison. Repousser l'antipyrine ; la médication arsenicale à hautes doses ne paraît ni bien utile ni toujours inoffensive. Cependant, l'arsenic serait utile à doses modérées (X à XII gouttes par jour de liqueur de Fowler, chez les enfants au-dessus de 10 ans ; VI à VIII gouttes au-dessous de cet âge). L'hydrothérapie doit être surveillée ; elle peut cependant fatiguer certains choréiques, chez lesquels l'hydrothérapie écossaise réussit mieux. La gymnastique est rarement utile : ne la prescrire qu'aux sujets robustes. Les toniques et le fer sont utiles quand il y a de l'anémie. Les pulvérisations d'éther le long de la colonne vertébrale, peu efficaces, doivent être réservées pour les cas intenses. Les bromures ne sont indiqués que dans les formes compliquées de troubles psychiques, et une bonne hygiène est toujours nécessaire. Alimentation reconstituante, absence de fatigue, promenades courtes au grand air.

En fait, dans la majorité des cas, il ne faut pas traiter les choréiques, on leur ferait plus de mal que de bien.

Déjerine.

Chez les enfants, toute médication spéciale est inutile ; recommander les toniques, le massage, les bains salés, la gymnastique suédoise, les frictions sèches. Une bonne hygiène est indispensable et quelquefois la suggestion à l'état de veille peut être utile.

Chez l'adulte, ajouter à ces moyens les différents bromures, dont il faut donner des doses considérables pour avoir des effets sérieux. Malheureusement, le traitement fatigue alors beaucoup les sujets.

Alb. Robin.

L'antipyrine réussit très bien dans le traitement de la chorée vulgaire : au maximum, 2 grammes par jour en 4 prises de 50 centigrammes, associées chacune à 25 centigrammes de bicarbonate de soude. On l'administre pendant 8 jours, puis on la remplace par la potion suivante :

> Arséniate de soude............... 5 centigr.
> Eau........................... 100 gr.

Deux cuillerées à bouche par jour.

Une fois la potion épuisée, on revient à l'antipyrine, et ainsi de suite.

Dreyfus-Brisac.

Chorée rhumatismale. — Employer l'antipyrine à petites doses, associée à la poudre de Dower; les traitements externes, douches, bains, gymnastique, sont contre-indiqués, car ils peuvent amener des accidents rhumastimaux francs.

Chorée névropathique. — Le bromure de potassium convient ainsi que la jusquiame; on peut conseiller les pulvérisations d'éther le long de la colonne vertébrale, surtout à titre de traitement « moral ».

Legroux.

Chorée vulgaire. — Les effets de l'antipyrine sont indiscutables; tous les cas ne guérissent pas par ce moyen, mais la guérison est obtenue dans certains cas.

Il faut atteindre des doses élevées et dépasser 4 et 5 grammes par jour, ce qui n'est pas sans inconvénient, quand on est forcé de prolonger longtemps ces mêmes doses. On voit alors apparaître souvent, particulièrement chez les jeunes filles, cette éruption scarlatiniforme qui oblige de cesser le traitement.

Chorée hystérique. — Les choréiques, atteints en

même temps d'hystérie, sont très réfractaires au traitement ordinaire par l'antipyrine qu'il ne faut même pas essayer.

Dans ces cas, donner du bromure de potassium ou de sodium et des douches froides. Mais il faut procéder graduellement dans l'application de l'hydrothérapie, de peur d'effrayer les malades et d'aggraver leur état. On commencera par l'enveloppement dans le drap mouillé pendant une demi-heure, ensuite on donnera des douches courtes avec de l'eau presque tiède, puis de plus en plus fraîche, à mesure de l'accoutumance.

Si l'amélioration ne survient pas, donner des douches sulfureuses et aussi des cachets de poudre de valériane, à la dose de 10 centigrammes, 50 centigrammes ou 1 gramme par 24 heures.

Chorée compliquée d'anémie. — Associer l'antipyrine et les ferrugineux. Conseiller aussi l'exalgine à la dose de 30 centigrammes 2 fois par jour, mais il faut surveiller de très près l'action de ce médicament.

Les résultats les meilleurs sont ceux que donnent les bains sulfureux et l'arséniate de soude, formulé ainsi :

> Arséniate de soude............   10 centigr.
> Eau distillée ....   300 gr.

A prendre 2 cuillerées à soupe par jour. A cette dose, c'est-à-dire 1 centigramme, le médicament est bien toléré.

Cadet de Gassicourt.

Commencer par le chloral et donner ensuite le bromure à faibles doses, pour rendre définitive l'amélioration obtenue. Prescrire l'arséniate de soude ; commencer par 5 milligrammes et arriver à 20 et 30 milligrammes.

Descroizilles.

N° 1. Valérianate de zinc......)
     Extrait de jusquiame.... } āā 5 gr.
     Sous-nitrate de bismuth.)

our 30 pilules : 3 à 6 par jour.

N° 2. Oxyde de zinc.......... 5 centigr.
     Sucre............... 1 gr.

pour 1 paquet : 2 à 5 par jour.

D'Heilly.

Dans les cas *légers*, recourir au traitement hygié-nique et diminuer l'éréthisme cérébral. Prescrire l'*ar-senic*, surtout chez les chlorotiques et les lympha-tiques, sous forme de granules de 1 milligramme (1 à 5 par jour; ne pas dépasser 10), ou de liqueur de Fowler (IV à V gouttes, 3 fois par jour); surveiller l'ac-tion du médicament. Employer aussi le fer, les amers, les bains sulfureux. L'hydrothérapie est contre-indi-quée chez les rhumatisants

En cas d'insomnie : bromure de potassium, pendant peu de temps, à cause de son action anémiante.

Gymnastique rythmée.

Dans les cas graves : chloral à la dose de 4 à 6 grammes, à partir de 5 à 6 ans, ou antipyrine.

Sevestre.

On ne peut pas juguler la chorée; mais on peut en atténuer les symptômes, et quelquefois abréger sa durée. Donner la préférence à l'antipyrine, commen-cer par la dose de 1 à 2 grammes par jour (par prises de 50 centigrammes en solution dans l'eau sucrée), et arriver assez rapidement à 3 ou 4 grammes par jour.

En même temps, donner de l'arsenic, employer soit la liqueur de Fowler (VI à XII gouttes par jour), soit la solution d'arséniate de soude (2 à 3 cuillerées à café d'une solution de 5 centigrammes pour 250 grammes d'eau). Il faut éviter toutes les causes d'excitation et même, au besoin, isoler le malade.

Aug. Ollivier.

Chorées légères. — Viser surtout l'état général : éviter toute fatigue physique ou intellectuelle, placer l'enfant dans un milieu irréprochable au point de vue de l'hygiène, le fortifier par la gymnastique, le fer, l'arsenic, les préparations de quinquina ; autrement dit, faire en sorte qu'il soit plus robuste et mieux portant, quand le médecin l'abandonnera, que le jour où se sont montrés pour la première fois des mouvements involontaires.

Chorées graves. — Recourir exclusivement aux sédatifs nerveux, dont le choix sera réglé par les particularités du cas. Le chloral a pris la place de tous les narcotiques antérieurs ; il est bien toléré ; on endort les enfants et on leur évite l'insomnie pendant de longues périodes de la maladie ; la force médicatrice de la nature intervient, et à la suite de plusieurs de ces phases de repos artificiel, l'amplitude et la fréquence des mouvements diminuent, il y a une atténuation du mal. Malheureusement, on ne peut pas toujours et dans tous les cas donner 2, 3, et même 5 grammes de chloral : les enfants le vomissent quelquefois ; c'est un moyen dangereux, lorsqu'il y a des complications cardiaques, ne pas y recourir dans ce cas ; s'en tenir au bromure ; choisir tantôt ce sel, tantôt l'antipyrine, d'après l'état général du sujet.

Huchard.

Chorée hystérique. — Faire des pulvérisations de
chlorure de méthyle, pendant quelques secondes, le
long de la colonne vertébrale.

Féré.

Administrer le chloralose à la dose de 75 centigrammes; les mouvements de la chorée disparaissent.

Le choralose ne provoque aucun trouble gastrique;
j'ai fait prendre à un malade ce médicament à fortes
doses pendant plus de vingt jours, sans qu'il soit aucu-
nement incommodé.

Joffroy.

Préparer une solution aqueuse concentrée d'hy-
drate de chloral pur. La mélanger à de la gelée de
groseilles, de façon qu'une cuillerée à bouche de gelée (20 gr.) contienne 1 gramme de chloral.

Au-dessus de 10 ans, donner 4 grammes de chloral
en trois prises après les repas : 1 gramme vers
7 heures du matin, 1 gramme à midi, 2 grammes à
6 heures du soir. De 6 à 7 ans, donner de 2/3 à 1/2
de la dose précédente, elle est suffisante pour procurer le sommeil, 15 minutes après l'ingestion. Donner
le chloral, pendant 1 mois au plus, sans interruption.

Quand la chorée est très grave, envelopper l'enfant
matin et soir jusqu'au cou, dans un drap trempé dans
de l'eau très froide, 9° à 10°, puis exprimé modérément. Pratiquer, par-dessus le drap, des frictions
énergiques. La durée de l'application est de 2 à 3
minutes; en même temps, frictionner le malade énergiquement. Dès que la réaction commence à se faire,

enrouler plusieurs fois, par-dessus le drap mouillé, une couverture de laine, la tête restant en dehors; laisser le malade une demi-heure dans une sorte de bain de vapeur; pour activer la réaction, on peut mettre des boules d'eau chaude aux pieds. On répète l'opération deux fois par jour.

Comby.

I. TRAITEMENT. — Le tartre stibié, à doses rasoriennes (20, 30, 50 centigr.), est abandonné, après avoir été très recommandé. La strychnine offre les mêmes dangers, car, pour obtenir une modification durable, il faut aller jusqu'aux doses toxiques. Les injections sous-cutanées de curare, d'ésérine sont non moins dangereuses.

On a recours aujourd'hui aux narcotiques, aux antispasmodiques, aux stupéfiants, à l'arsenic et aux agents physiques

L'opium est bon à employer chez les enfants privés de sommeil, mais avec discernement.

On donnera tous les soirs une pilule contenant :

Extrait thébaïque .... 1 centigr.

Au-dessus de 10 ans, donner 2 ou 3 de ces pilules.

Le chloral, malgré son action déprimante sur le cœur, remplit les mêmes indications.

On donnera une cuillerée à soupe de sirop de chloral le soir.

On peut donner la paraldéhyde ou le sulfonal, à la dose de 1 à 2 grammes par jour.

Paraldéhyde .... 1 gr.
Sirop de limons................. 30 —
Eau de tilleul.................. 70 —

A prendre en deux fois le soir, avant de se coucher.

    Sulfonal...................... 20 centigr.

pour un cachet : prendre 3 ou 4 de ces cachets le soir, et avaler une gorgée d'eau sucrée après chaque prise.

Ces médicaments peuvent être donnés en suppositoire :

    Sulfonal ou paraldéhyde ...... 80 centigr.
    Beurre de cacao............. 3 gr.

Prescrire l'antipyrine à la dose de 2 ou 3 grammes par jour en cachets de 50 centigrammes ou en potion.

    Julep gommeux .... 120 gr.
    Antipyrine...................... 3 —

Une cuillerée à soupe de 2 en 2 heures.

Le bromure de potassium à la dose de 2, 3, 4 grammes par jour, suivant l'âge et l'intensité des cas, atténue beaucoup la violence des mouvements choréiques.

    Bromure de potassium.......... 3 à 4 gr.
    Eau de tilleul................. 40 —
    Sirop d'écorces d'oranges amères. 40 —

Une cuillerée à soupe toutes les 3 heures.

En même temps, on peut faire prendre aux malades la tisane de chénopode.

    Chenopodium ambrosioides........ 4 gr.
    Eau bouillante .... 500 —
    Sirop de fleurs d'oranger........ 50 —

On peut encore donner :

No 1. Extrait de jusquiame .... 2 gr.
        Valérianate de fer............. 1 —

pour 40 pilules; 3 par jour.

No 2. Assa fœtida .... 5 gr.
        Extrait de valériane...... 5 —
        Oxyde de zinc........... 1 —
        Castoreum.. .... 3 —
        Extrait de belladone ..... 40 centigr.

pour 80 pilules; une le matin et une le soir.

L'arsenic est un des médicaments les plus efficaces; le prescrire à haute dose, si l'on veut abréger la durée de la maladie. On prescrira, dans une potion gommeuse, 1, 2, 3 cuillerées à dessert de liqueur de Boudin, soit environ 10, 20, 30 milligrammes d'acide arsénieux par jour, si l'enfant a dépassé 10 ans. Aux premiers signes d'intoxication (gastralgie, diarrhée, vomissements), on s'arrêtera.

Si l'on préfère d'autres préparations arsénicales, on peut avoir recours à la liqueur de Pearson (1 pour 600) ou à la liqueur de Fowler (1 pour 100), qui sont plus fortes que la liqueur de Boudin (1 pour 1000).

Si les enfants sont anémiques, on leur donnera du fer (sirop d'iodure de fer).

S'ils ont de la fièvre, on prescrira la quinine (25 à 50 centigr.).

Le salicylate de soude, même quand la chorée est d'origine rhumatismale, n'a aucune action.

Parmi les agents physiques, de nature à favoriser l'action des médicaments, il faut citer l'hydrothérapie, l'électrothérapie, le massage, la gymnastique.

Employer, chez les enfants qui n'ont pas d'endocardite, les douches froides très courtes (quart de minute) en jet sur la colonne vertébrale et en pluie sur les épaules. L'immersion rapide dans un bain froid ou dans une piscine est également bonne. Quand les enfants ne tolèrent pas la douche, prescrire 3 bains sulfureux par semaine; dans les cas intenses, on les donnera quotidiens et prolongés (1 heure).

Les ventouses sèches à la nuque, les pulvérisations d'éther ou de chlorure de méthyle le long de la colonne vertébrale, sont d'un effet moins sûr.

La gymnastique cadencée et rythmée avec chant convient aux cas de moyenne intensité.

La gymnastique suédoise, associée au massage, est très utile dans la plupart des cas.

L'électricité a été appliquée sous différentes formes : faradisation, galvanisation, franklinisation.

Dans quelques cas spéciaux, la suggestion hypnotique ou à l'état de veille peut être efficace.

Si l'on soupçonnait la présence de vers intestinaux, on donnerait la santonine et le calomel.

II. HYGIÈNE THÉRAPEUTIQUE. — Les enfants choréiques seront isolés autant que possible; on fera autour d'eux le calme le plus complet, on ne leur demandera aucun travail, on ne leur imposera aucune contrainte. Ils n'iront pas à l'école, ne liront plus, n'écriront plus. On les sortira au grand air le plus possible; on les emmènera à la campagne.

La nourriture sera légère et d'une digestion facile (lait, laitage, œufs, viandes tendres et bien cuites, purées de légumes). On assurera la liberté du ventre par des purgatifs, si cela est nécessaire.

On évitera le séjour au bord de la mer, trop humide et trop excitant pour les enfants nerveux. On les tiendra chaudement, on leur fera porter de la flanelle, pour éviter les refroidissements et les rhumatismes.

Si la chorée est très grave, si les mouvements sont incessants et incoercibles, on capitonnera le lit de l'enfant de façon qu'il ne puisse se blesser, et on ne le perdra pas de vue un instant.

III. Direction du traitement. — Si le cas est léger, les moyens hygiéniques suffisent : isolement relatif, repos physique et intellectuel, promenades au grand air, douches ou bains sulfureux.

Si le cas est intense, on donnera le bromure de potassium ou l'antipyrine à la dose de 2 à 3 grammes par jour.

Si ces remèdes échouent, on aura recours à l'arsenic à doses progressives, en partant de 10 grammes de liqueur de Boudin pour aller jusqu'à 30 ou 40 grammes. Concurremment on prescrira les douches froides ou le drap mouillé.

S'il y a insomnie persistante, on donnera, le soir, une dose modérée de chloral ou de sulfonal (50 centigrammes); si le cas est grave, on forcera la dose des hypnotiques (2 à 3 grammes de chloral, 2 à 5 centigrammes d'extrait d'opium) et des antispasmodiques.

Traitement rationnel de la chorée (1).

I. Chorées légères.

1° Éloignement des causes accessibles (aménorrhée, anémie, etc.).

2° Hygiène morale.
{ Milieu gai.
Travail.
Distraction.

3° Hygiène physique.
{ Reconstituants. Hydrothérapie (immersions froides, douches, bains tièdes, bains de mer et de rivière).
Bains sulfureux.
Gymnastique (générale, spéciale).

(1) D'après Leblanc, *Journal de Thérapeutique*, 1879.

4.

II. Chorées intenses.

1° Le premier ou le deuxième jour, produire les collapsus : tartre stibié.

2° Favoriser le sommeil.
- Opium.
- Chloral.
- Inhalations anesthésiques.

3° Modérer l'éréthisme inflammatoire.
- Froid, pulvérisations d'éther.
- Saignées locales.
- Revulsifs.
- Sulfate de quinine.
- Électricité.

4° Augmenter la force médullaire.
- Strychnine.
- Sulfate de quinine.

5° Calmer l'excitation nerveuse : Bromure de potassium.

6° Chez les malades lym-phatiques ou cachec-tiques.
- Arsenic.
- Fer.
- Reconstituants divers.

7° Surveiller les téguments : emmaillotement.

CONSTIPATION.

Jules Simon.

Au-dessus d'un an, on peut faire usage de l'huile de ricin (5 à 10 grammes), facilement prise lorsqu'elle est associée au vin de Malaga à parties égales ou donnée dans du bouillon dégraissé, du jus d'oranges, de l'infusion de café ou un looch.

On peut encore donner une décoction faite avec des pruneaux et 2 à 8 grammes de follicules de séné.

A partir de 3 ans, on peut donner diverses autres

préparations. Voici quelques-unes des formules les plus recommandables :

N° 1. Réglisse..........................	60 gr.
Séné pulvérisé.....................	60 —
Soufre lavé........................	30 —
Poudre de fenouil................	30 —
Sucre............................	180 —

1 à 2 cuillerées par jour.

N° 2. Extrait hydralcoolique de cascara .	50 centigr.
Sirop simple.....................	50 gr.
Teinture de cannelle.............	2 —

1 à 2 cuillerées à café.

N° 3. Scammonée...................	10 à 15 centigr.
Sucre	Q. S.

pour 1 paquet.

N° 4. Calomel	20 centigr.
Sucre...........................	Q. S.
Teinture de cascarille.... ...	
— de rhubarbe........	
— de cannelle....	ăă 16 gr.
— de colombo....... .	
— de gentiane...... ..	
— de noix vomique....	5 —

X gouttes dans un peu d'eau froide, avant chaque repas.

Ferrand.

Électuaire laxatif pour les enfants.

Manne en larmes..................	25 gr.
Magnésie calcinée................	50 —
Fleur de soufre lavée.............	50 —
Miel blanc	20 —

Une ou deux cuillerées à soupe dans une tasse de lait chaud ou de thé léger.

Trois à quatre cuillerées pour obtenir un effet purgatif.

CONVULSIONS CHEZ LES ENFANTS.

Jules Simon.

Aux enfants d'un an : prescrire le bromure à la dose quotidienne maxima, 20 centigrammes, à prendre en deux prises : chaque prise avant une tétée.

De un à deux ans : dose quotidienne, 40 centigrammes en deux fois, dans un sirop ou, mieux, dans un véhicule abondant et au moment des repas.

De deux à trois ans : dose quotidienne, 1 et même 2 grammes, mais par doses progressives, pendant trois ou quatre jours.

Puis, suspension du traitement bromuré durant une semaine.

Au delà de trois ans, donner les doses massives, en observant avec soin les effets.

Descroizilles.

Transporter l'enfant dans une pièce fraîche, le débarrasser de ses vêtements, constater s'il n'existe rien pouvant irriter les téguments, comme le ferait une épingle, l'étendre sur un lit un peu dur.

Lui faire des lotions fraîches ou le plonger dans un bain tiède ordinaire ou additionné de farine de moutarde. Ces lotions peuvent être faites sur tout le corps ; on se trouve souvent bien d'affusions froides sur la tête ou d'une irrigation prolongée au moyen d'un jet d'eau froide qu'on laisse tomber sur la fontanelle.

Si l'irritation vient du tube digestif, provoquer le

vomissement en titillant la luette ou bien prescrire un vomitif.

Si le ventre est tendu, administrer un purgatif (10 à 20 centigrammes de calomel ou 5 à 15 grammes d'huile de ricin ou bien encore 8 à 16 grammes de manne délayée dans du lait).

Si l'enfant a rendu des vers, prescrire un vermifuge.

Lorsqu'il y a hyperémie cérébrale, appliquer quelques sangsues derrière les oreilles, parfois même à l'extrémité inférieure des cuisses ou à la région tibio-tarsienne, pour faire cesser l'accès. Chez les enfants vigoureux, pratiquer une saignée au bras ou à la saphène.

Quelques moyens de valeur variable peuvent parfois réussir, telles sont l'application de cataplasmes chauds, additionnés de farine de moutarde et appliqués sur les membres inférieurs, ou la compression de la carotide, pratiquée avec précaution.

Les inhalations de chloroforme donnent de bons résultats, mais très passagers; leur répétition n'est pas sans dangers; il faut donc en user avec prudence.

Quand l'état convulsif se prolonge, administrer :

Oxyde de zinc............ } àà 5 à 10 centigr.
Jusquiame................ }

Le bromure associé au chloral donne surtout de bons résultats; donner, pour le bromure, de 50 centigrammes à 1 gramme aux très jeunes enfants; 2 à 4 grammes, chez les enfants plus âgés; 4 à 6 grammes chez ceux qui approchent de l'adolescence. Les doses de chloral doivent être de 5 centigrammes chez les nouveau-nés; de 15 à 20 centigrammes chez les nourrissons; de 20 à 30 centigrammes au-dessus de 2 ans; de 40 à 80 centigrammes, chez les enfants de 7 à 12 ans. L'administration du chloral doit être promptement suspendue, et reprise si besoin est.

Une fois l'accès passé, maintenir l'enfant pendant quelque temps au repos absolu. Ensuite, administrer des toniques variés, tout en continuant l'usage prolongé du bromure ; prescrire aussi des affusions froides sur la tête, des frictions générales, des bains tièdes assez fréquents et une hygiène alimentaire sévère. Faire prendre de temps en temps de petites doses de calomel, de valériane et d'oxyde de zinc.

COQUELUCHE.

G. Sée.

Prises contre la coqueluche.

Racine de belladone pulvérisée	20 centigr.
Poudre de Dower.............	20 —
Soufre sublimé et lavé........	4 gr.
Sucre blanc pulvérisé.........	Q. S.

Mêler, pour un paquet. — Deux à dix de ces prises, suivant l'âge.

Labric.

Badigeonnages répétés de la gorge et de la base de la langue, effectués à l'aide d'une solution de cocaïne au 1/20ᵉ :

Chlorhydrate de cocaïne........	1 gr.
Eau distillée....................	20 —

Répéter les badigeonnages 2 à 4 fois par jour.

La durée de la maladie ne paraît pas être notablement abrégée ; mais l'effet capital est de diminuer *le nombre* des quintes. Des malades, ayant 15 ou 20 quintes dans les 24 heures, tombent du jour au lendemain à 5 ou 6 quintes. L'action du médicament s'épuise assez vite, aussi faut-il renouveler les badigeonnages ; mais il n'y a pas d'accoutumance, comme pour d'autres médicaments.

Cette médication supprime les vomissements alimentaires, qui constituent un grand danger.

La cocaïne n'a pas paru non plus modifier l'appétit. Mangeant mieux et dormant mieux, puisqu'ils toussent moins, les malades se trouvent bien, au point de vue de l'état général, de l'emploi du médicament. L'enfant peut supporter plus facilement les tribulations d'une maladie longue et fatigante.

Dans le cas où une *complication thoracique* sérieuse survient, suspendre la médication, dans la crainte de favoriser la stase des sécrétions par la suppression des quintes. C'est la seule contre-indication.

Cadet de Gassicourt.

Prescrire :

> Sirop de belladone. . . . .   50 gr.
> Sirop de Tolu. . . . .   150 —

Chaque jour, on donne aux jeunes enfants une cuillerée à café de ce sirop, en deux fois, et on augmente la dose graduellement.

Pour les enfants au-dessus de 7 ans, la dose est doublée dès le début.

> Valérianate de caféine. . . . .   40 centigr.
> Sucre pulvérisé . . . .   4 gr.

Faire 24 paquets ; 2 à 3 par jour.

Il faut éviter le refroidissement, mais il faut aussi se garder de rendre les digestions plus difficiles et d'aggraver l'anémie par la séquestration. Les enfants sujets à vomir à la suite des quintes s'alimentent mal :

ce n'est pas impunément qu'on les privera du grand air et du soleil.

Jules Simon.

Prescrire :

Teinture de belladone..	}	
Alcoolature de racines.	} àà X gouttes.	
d'aconit	}	
Eau de laurier-cerise .	10 gr.	
Eau de tilleul.........	60 —	
Eau de fleurs d'oranger.	10 —	
Sirop de lactucarium...	30 —	

Par cuillerées à café.

On donne cette teinture à doses toujours fractionnées et progressives, ce qui permet d'en surveiller plus aisément les effets, à la quantité de V à X gouttes chez les enfants au-dessous de 2 ans, et de X à XXX gouttes chez les enfants plus âgés.

Sirop de Tolu	}	
— de belladone.......	} àà 30 gr.	
— de codéine	}	

Une cuillerée à café, matin et soir, chez les enfants au-dessus de 2 ans.

Descroizilles.

N° 1. Poudre de racines de belladone	1 gr.
Sucre...................	20 —

Faire 100 paquets : prendre 2 à 6 paquets par jour.

N° 2. Valérianate de caféine....,.	1 gr.25
Sucre..	3 —

Faire 25 paquets : prendre 2 à 6 paquets par jour.

No 3. Sirop d'opium .... ⎫
  —   d'éther .... ⎬ ãã 40 gr.
  —   de belladone...... ⎬
  —   de fleurs d'oranger ⎭

2 à 4 cuillerées à café par jour.

Dujardin-Beaumetz.

No 1. Bromure de potassium .. ⎫ ãã 2 gr.
  —   d'ammonium .. ⎭
  —   de sodium ....   4 —
  Sirop de chloral ....   30 —
  Eau distillée ....   25 —

D'une cuillerée à dessert à une cuillerée à soupe,
selon l'âge de l'enfant, matin et soir, dans un verre
de lait, additionné d'un jaune d'œuf.

No 2. Teinture de drosera ...   de X à LX gouttes.

I à VI gouttes toutes les 2 heures.

No 3. Bromure de potassium........ 2 gr.
  —   de sodium.......... 4 —
  —   d'ammonium........ 2 —
  Eau............ .... ⎫ ãã 60 —
  Sirop de chloral........ ⎭

D'une cuillerée à café à une cuillerée à bouche,
matin et soir.

Moizard.

Faire des insufflations nasales avec :

Sulfate de quinine. ....:... 1 gr.
Poudre de benjoin........... ⎫ ãã 5 —
Salicylate de bismuth....... .. ⎭

Joffroy.

Le chloral ne convient qu'aux cas simples, exempts

de bronchite et d'accidents congestifs, la chloralisation, comme la narcotisation, pouvant être redoutable en retardant l'expulsion des crachats et en prédisposant à l'encombrement bronchique et aux congestions.

Avant 5 ans, prescrire 1 gramme à 1^{gr}20 par jour.

Au delà de 5 ans, 2 grammes à 2^{gr}50 par jour.

On peut mélanger le chloral à la confiture de groseilles. Dans ce but, dissoudre la dose de chloral dans l'eau et l'incorporer à la confiture, à raison de 50 centigrammes par cuillerée à bouche.

D'autre part, dans la période spasmodique, il est utile d'associer le chloral aux bromures alcalins et, de préférence, au bromure de sodium que l'on formulera ainsi :

Bromure de sodium............	6 gr.
Hydrate de chloral..............	3 —
Sirop de fleurs d'oranger..........	60 —

Une cuillerée à café, à dessert ou à bouche, selon l'âge de l'enfant, dans un lait de poule.

D'Heilly.

Prescrire la poudre suivante :

Salicylate de bismuth............	5 gr.
Benjoin......................	5 —
Sulfate de quinine..............	1 —

en insufflations, 5 fois par jour.

Les résultats ont été quelquefois décisifs et l'on a vu les quintes tomber de 15 à 14, puis à 10 et disparaître au bout de 9 à 13 jours.

Comby.

Si le cas est léger, bénin, si les quintes sont rares

et courtes, si le catarrhe bronchique est nul ou insignifiant, s'il n'y a pas de fièvre, si l'appétit est conservé, si l'on est en présence de la forme que Henri Roger appelait *coqueluchette*, il n'y a pas de traitement pharmaceutique à instituer, l'hygiène suffit, ou à peu près.

On surveillera l'enfant, on l'empêchera de sortir par les temps froids, on lui fera porter des vêtements chauds, on lui donnera des boissons chaudes, des tisanes de violette, de capillaire, de fleurs pectorales, édulcorées avec le sirop de Tolu.

On pourra prescrire une des potions suivantes, conseillées par H. Roger :

    N° 1. Infusé de mauve............... 60 gr.
          Sirop d'althæa................ 30 —
          Sirop de Thridace............. 50 —

    N° 2. Solution de gomme .... 60 gr.
          Sirop de capillaire........... 30 —
          Eau de laurier-cerise .... 1 —

Par cuillerée à dessert, de 2 heures en 2 heures.

Si le cas est de moyenne intensité, avec quintes fortes, catarrhe bronchique, on commencera par un vomitif (ipéca) qu'on répétera, si besoin est, tous les huit jours, quand l'enfant le supportera bien.

On donnera en même temps une potion à la belladone.

    Teinture de belladone ... X à XX gouttes.
    Sirop................. 1 à 2 cuillerées à café.

S'il y a de l'insomnie, on donnera le chloral (10 à 20 centigr.), le sirop de codéine (5 à 10 gr.), et, dans la seconde enfance, le sirop de morphine (1 à 5 gr.).

La fréquence du pouls indiquera l'usage de la digitale.

    Sirop..................... 4 à 10 gr.
    Teinture de digitale .... IV à X gouttes

H. Roger associait parfois la digitale à l'atropine :

Sirop de digitale . . . . 50 gr.
Valérianate d'atropine . . . . 2 milligr.

2 à 15 grammes par jour.

Contre la fièvre, on donnera la quinine (15 à 50 centigr. suivant l'âge).

. Si la coqueluche est plus intense, si les quintes sont très violentes et très nombreuses, et si la belladone est impuissante, même à doses élevées, on essaiera l'antipyrine (10 centigr. par année d'âge), l'oxymel scillitique, le chloroforme.

Sirop . . . . 10 à 40   gr.
Chloroforme . . . . VI a XXX gouttes

On entretiendra des vapeurs médicamenteuses dans la chambre de l'enfant (eau boriquée, phéniquée, thymolée).

Les insufflations de poudres seront toujours essayées à cause de leur innocuité ; de même, les inhalations d'oxygène, l'air comprimé.

En cas de persistance des quintes violentes, on prescrira, sans compter beaucoup sur elles, les teintures de drosera, de lobelia, de grindelia, etc.

Si les vomissements sont trop fréquents, on insistera sur l'usage du café.

S'il y a une agitation excessive, on donnera des bains tièdes prolongés.

Dans les formes très graves, l'enfant gardera le lit, dans une chambre chaude, mais largement aérée.

Si tous les médicaments échouent, si l'enfant dépérit, perd l'appétit, les forces, on aura recours au changement d'air, qui, seul, parfois, permet d'espérer la guérison.

Quand le catarrhe bronchique coqueluchial a passé à la chronicité, on donne des balsamiques (sirop de té-

rébenthine de bourgeons de sapin, de Tolu, etc.).
On essaie la gomme ammoniaque :

    Infusion d'aunée ou de serpentaire
        de Virginie.................... 75 gr.
    Sirop de coquelicot .... 25 —
    Gomme ammoniaque......... 10 à 50 centigr.

Enfin, on enverra les enfants au Mont-Dore, si les
remèdes n'ont pu achever la guérison, et si la bronchite chronique a succédé à la coqueluche. Si des
signes d'adénopathie trachéo-bronchique surviennent,
c'est sur la Bourboule qu'il faut diriger les petits malades. On peut même leur faire boire l'eau de la
Bourboule à domicile, 8 ou 10 jours par mois (un
quart à trois quarts de verre par jour).

Marfan.

Supposons que la coqueluche soit d'intensité
moyenne, que l'enfant âgé de 4 ans soit à la période
des quintes.

Deux indications principales à remplir : diminuer
le nombre et atténuer l'intensité des quintes, et réa-
liser un certain degré d'antisepsie des voies respiratoires, pour empêcher les infections secondaires.

Prescrire : 1° une potion à l'antipyrine, à la dose
de 3 cuillerées à dessert dans la journée, à prendre
aux trois repas; 2° ordonner de faire évaporer dans
la chambre du malade un mélange balsamique.

Mettre dans chaque narine 3 ou 4 fois par jour,
après avoir mouché l'enfant, gros comme un pois de la
pommade suivante :

    Acide borique.................. 6 gr.
    Menthol........................ 5 centigr.
    Vaseline .... 30 gr.

Une troisième indication, aussi très importante, est de régler dans ses moindres détails l'hygiène du petit malade. Sa chambre sera ventilée, aérée, ensoleillée, contrairement aux habitudes de bien des parents. Ordonner le changement de chambre, tous les 5 jours, ou même une chambre de jour et une de nuit. Très souvent, il s'ensuivra, et sans qu'on en sache au juste la raison, une amélioration sensible.

CORPS ÉTRANGERS DU LARYNX ET DE LA TRACHÉE.

Jules Simon.

Dans certains cas, tenter l'extraction par les voies naturelles, mais elle a rarement réussi.

La *trachéotomie* reste le procédé le plus usuel. Elle peut être de nécessité, s'il y a suffocation; elle peut, au contraire, être pratiquée, s'il n'y a pas d'accidents menaçants immédiats, tant pour tâcher d'obtenir l'extraction du corps étranger que comme mesure de précaution. Si le médecin est obligé de s'éloigner, il ne saurait laisser un enfant exposé à une crise de suffocation brusque, qui pourrait être mortelle avant qu'il ait le temps d'arriver. Si le diagnostic de corps étranger est certain, la trachéotomie s'impose à peu près fatalement. Surtout éviter de la différer dans le cas de corps irréguliers (arêtes, clous), ou susceptibles de gonflement (pois, haricots).

Faire la trachéotomie un peu bas; inciser la trachée sur une étendue assez grande; ne pas mettre la canule immédiatement en place, attendre quelques instants, en écartant les lèvres de la plaie à l'aide d'un dilatateur; en variant la position de l'enfant, on a quelquefois la chance d'une expulsion immédiate.

Quand le corps étranger se trouve ainsi rejeté immédiatement, faut-il mettre une canule ? La cause de la suffocation ayant disparu, cela peut sembler inutile. Cependant il est plus prudent de conserver une canule pendant 1 ou 2 jours, pour éviter l'hémorragie d'une part et l'emphysème sous-cutané du cou d'autre part. La canule, en effet, est le meilleur moyen d'arrêter les hémorragies après la trachéotomie. Il en est de même pour l'emphysème.

Si l'expulsion du corps étranger n'a pas été immédiate, mettre une canule. La choisir assez grosse. Des tentatives d'extraction sont faites de façons variées ; le moyen le plus sûr semble être, chaque fois qu'on enlève la canule pour le nettoyage, d'écarter les lèvres de la plaie avec le dilatateur, tout en variant les positions de l'enfant.

Les précautions antiseptiques sont de rigueur absolue, comme dans toute trachéotomie.

COUVEUSE POUR ENFANTS.

Tarnier.

Dans les cas où les enfants ne pèsent que 2,500 grammes et au-dessous, ou lorsqu'ils sont trop faibles, les élever pendant un certain temps dans une couveuse.

La couveuse se compose essentiellement d'une caisse en bois, divisée en deux compartiments par une cloison transversale incomplète.

La prise d'air est située sur le côté, à la partie inférieure de l'appareil, et l'orifice d'évacuation tout à fait à la partie supérieure et du même côté.

Dans le compartiment inférieur se trouvent des *moines* en grès, remplis d'eau bouillante ; dans le compartiment supérieur, on place l'enfant, qui repose sur la cloison incomplète dont le vide correspond au côté opposé à celui où se trouvent les orifices d'entrée et de sortie de l'air; de sorte que l'air, après s'être échauffé au contact de boules d'eau chaude, passe du compartiment inférieur dans le compartiment supérieur qu'il est obligé de parcourir en entier, avant de sortir par l'orifice d'évacuation. Un panneau mobile en verre forme la paroi supérieure de la couveuse; un autre panneau, plus petit, à la partie inférieure, permet d'introduire et de changer les boules.

Une éponge mouillée, suspendue à l'intérieur, donne à l'air chaud l'humidité nécessaire et un thermomètre indique la température.

Chaque médecin pourra improviser une couveuse, en quelque endroit qu'il se trouve.

La température de l'appareil doit être de 30 à 32°.

On retire l'enfant pendant quelques instants toutes les heures ou toutes les 2 heures, suivant le cas, afin de l'alimenter et de le changer.

La durée ordinaire de l'emploi de la couveuse est d'une à deux semaines et même plus, suivant l'état de l'enfant.

Auvard.

La couveuse d'Auvard se chauffe à l'aide d'un réservoir cylindrique, placé dans l'étage inférieur de l'appareil, et présentant une contenance de 10 litres.

Quand on veut mettre l'appareil en marche, introduire par l'entonnoir d'abord 5 litres d'eau bouillante, puis toutes les 4 heures, 3 litres. Un tuyau, recourbé en col de cygne, sert de trop-plein, et fonctionne aussitôt que l'appareil est rempli.

Il sera bon d'avoir deux cafetières de 3 litres, l'une versant l'eau bouillante, pendant que l'autre reçoit le liquide en excès. L'eau du trop-plein encore chaude

sera laissée près du feu et portée à l'ébullition au moment d'être remise dans la couveuse. On se servira
ainsi alternativement de l'une et l'autre cafetière.

Pour vider l'appareil, on fixera un tuyau en caout
chouc au tuyau métallique du trop-plein, et on ver-
sera quelques grammes de liquide dans l'entonnoir
pour amorcer le siphon ainsi constitué, et par lequel
s'échappera au dehors tout le liquide contenu dans le
réservoir.

COXALGIE.

De Saint-Germain.

Au point de vue pratique, les caractères distinctifs
sont :

1° La claudication de la coxalgie. Elle diffère de la
claudication de la paralysie infantile ou de la luxation
dans laquelle l'enfant lance violemment le pied en
avant ou marche « en canard », elle consiste à décrire
avec le pied malade un arc de cercle en dehors, c'est-
à-dire, en avant du pied sain, « à faucher » ;

2° Les cris nocturnes poussés par le malade, à la
suite de mouvements ou secousses qu'il imprime involontairement à son membre pendant le sommeil.

Dès que la présence de ces deux signes permet de
soupçonner la nature du mal, on doit procéder à l'examen du malade.

Celui-ci est couché sur le dos, non dans son lit ni
sur un matelas, mais sur une table en bois recouverte
d'une simple couverture. En regardant de haut en bas,
on constatera s'il existe un allongement du membre,
puis en se baissant et en regardant horizontalement,
on verra que le membre malade est dans une flexion
légère, que la partie postérieure de la cuisse malade ne
touche pas le plan de la table comme la partie corres-

pondante de la cuisse saine. On parvient bien à le lui faire toucher, en essayant de l'étendre, mais il se produit, en même temps, une ensellure, une cambrure lombaire plus prononcée du côté malade que du côté sain.

Si l'on tente de porter le membre dans l'abduction, il semble qu'il y ait une véritable soudure de la cuisse et du bassin. En outre, une pression lente, progressive, au niveau de l'arcade de Fallope, provoque une douleur plus ou moins vive.

On place ensuite l'enfant sur le ventre et si la coxalgie existe, on constate une disparition du pli fessier, en même temps qu'un aplatissement caractéristique de la fesse. Le soulèvement du pied du côté sain entraîne l'abaissement du bassin, tandis que le soulèvement du pied du côté malade entraîne le bassin dans le même mouvement, comme si la jambe et le tronc étaient soulevés en bloc.

Le diagnostic de la coxalgie confirmé, il faut pratiquer l'extension continue, au moyen d'une guêtre en cuir, lacée sur la partie externe du pied et au talon de laquelle on fixe des poids de 1 à 2 kilos chez les très jeunes enfants, et de 5 à 6 chez l'adulte. Cette extension, loin d'être pénible, est réclamée par le malade, qui en éprouve un soulagement réel.

A une période plus avancée, alors qu'il s'est produit une flexion notable et persistante du membre, il faut recourir à l'extension forcée, après avoir prévenu la famille que l'enfant conservera néanmoins la jambe raide. Le redressement s'opère avec plus ou moins d'effort, sous l'influence de la chloroformisation et il s'accompagne généralement d'un craquement sinistre, dû à la rupture des adhérences ligamenteuses ou musculaires qui ont pu se former.

CRANIOTABES.

J. Comby.

Si l'enfant est soumis à l'allaitement naturel, on conseillera la rareté relative des tétées (6 à 8 dans les 24 heures) et leur régularité (2 à 3 heures).

Un enfant dont la nourrice est suffisante ne devra pas être sevré avant 15 ou 18 mois.

A quel âge devra-t-on donner à l'enfant d'autres aliments que le sein?

Si la nourrice a beaucoup de lait, si l'enfant augmente régulièrement de poids, on pourra attendre le douzième mois avant de donner un supplément de nourriture à l'enfant.

Si la nourrice est insuffisante, et si l'on a des motifs sérieux pour n'en point changer, notamment si c'est la mère qui nourrit, on donnera après le sixième mois, un supplément de lait stérilisé, et vers un an, des croûtes de pain, des crèmes, des panades, des soupes au lait, des potages aux pâtes, etc. On procédera avec la plus grande prudence, et l'on s'arrêtera à la moindre diarrhée. Peu à peu l'enfant s'accoutumera à la nourriture qu'on lui présente, et, si on ne lui donne pas de viande, de légumes indigestes, de boissons irritantes (vin, café, cidre, bière), il progressera régulièrement.

La nourrice devra veiller à la conservation de son lait et ne faire aucun excès.

On se mettra, autant que possible, à couvert, par l'usage des biberons sans tube, lavés à l'eau bouillie, par l'adoption du lait stérilisé, qu'on coupera d'eau sucrée bouillie, si l'enfant ne le digère pas pur, par la rareté et la régularité des repas (6 à 8 dans les

24 heures). On évitera de donner à l'enfant des aliments indigestes ; on proscrira les bouillies, les farines industrielles dites succédanées du lait, etc.

En cas d'*allaitement artificiel*, les dangers sont encore plus grands ; ce mode d'allaitement exige des soins continuels, une propreté absolue, un lait toujours frais, naturel ou stérilisé ; il réussit mieux à la campagne, qu'à la ville ; il est d'autant plus meurtrier que les enfants y sont soumis plus tôt.

Le *sevrage* mérite toute notre attention ; il est très dangereux, s'il est prématuré (avant 1 an) ; il l'est d'autant moins qu'il est plus tardif.

Il ne doit jamais être instantané ou brutal. On diminuera graduellement le nombre des tétées, en même temps qu'on donnera une nourriture supplémentaire (lait, œufs, laitage, crèmes, soupes) ; on descendra progressivement de 5 tétées à 4, à 3, à 2, à 1.

Quand on aura maintenu l'enfant à 1 tétée pendant plusieurs jours, on pourra le sevrer sans risque. Il suffira de lui cacher sa nourrice ou simplement de lui refuser le sein ; on aura des cris, des pleurs, des trépignements, et tout sera dit.

Si le sevrage trop précoce et trop brutal est dangereux, l'alimentation prématurée ne l'est pas moins, quel que soit d'ailleurs le mode d'allaitement employé. Il ne faut cesser de répéter aux mères de familles, surtout aux plus jeunes et aux plus ignorantes, qui croient bien faire en faisant manger leurs enfants dès les premières semaines, que cette pratique est déplorable ; il faut leur apprendre que le seul aliment parfait, pour le nourrisson, comme pour les petits des animaux qui les entourent, est le lait.

CROISSANCE.

Bouchard.

Il ne faut pas, qu'aux causes de détérioration provenant de la croissance et de la maladie s'ajoutent celles provenant de l'inanition.

L'alimentation des adolescents, pendant les accidents de croissance, est très importante.

On devra surtout prescrire : le lait, les œufs (surtout le jaune, à cause de l'acide phospho-glycérique qu'il contient), le pain (dans lequel se trouvent des phosphates et de la chaux).

On pourra varier en permettant les haricots, les lentilles, la viande, mais en quantité modérée pour éviter l'embarras gastrique.

Rejeter les bouillons, gelées, jus de viande, qui renferment en quantité insuffisante les substances azotées et la chaux.

Cadet de Gassicourt.

Chez les enfants de 2 à 6 ans, dont *la croissance est peu vive*, prescrire le repos, pour éviter la soudure prématurée des épiphyses et l'arrêt de développement en hauteur.

Au contraire, chez les enfants dont *la croissance est trop rapide*, recommander la gymnastique active.

En même temps, aux époques de *fièvre de croissance*, purger légèrement les petits malades.

Chez tous les enfants, éviter les marches forcées, car les muscles, loin de se fortifier, s'affaiblissent par les contractions répétées.

Comby.

En général, quand on parle de croissance, on a en

vue la période voisine de la puberté, de la transformation de l'enfant en homme.

De 14 à 15 ans, la taille subit une élongation relativement rapide ; cette élongation peut, en effet, atteindre 8 centimètres, au lieu de 3 centimètres qui mesurent l'accroissement de l'année précédente et de l'année suivante ; il y a donc physiologiquement une poussée de croissance notable dont il faut tenir compte, et s'il survient une grande maladie, une fièvre typhoïde par exemple, condamnant l'enfant à un décubitus prolongé, on pourra voir la croissance doubler, tripler son taux physiologique et ces 8 centimètres peuvent être gagnés en 2 ou 3 mois. C'est aux dépens des os longs, des fémurs particulièrement, que se produira l'accroissement et il sera tel que la peau pourra présenter des vergetures de croissance aux genoux.

Chez l'enfant, ces poussées extrêmes s'accompagnent de faiblesse, d'amaigrissement, d'inertie physique, de paresse intellectuelle et le prédisposent à la tuberculose, à l'ostéomyélite, etc. J'ai maintes fois rencontré les douleurs osseuses des membres, les arthralgies, les céphalalgies, les palpitations, la dyspepsie, l'anémie ; quant à l'hypertrophie du cœur, je l'ai cherchée sans la rencontrer.

Les états morbides qui résultent de la croissance sont des troubles fonctionnels, souvent mal définis, difficiles à exprimer et à classer. Les enfants sont en opportunité morbide plutôt qu'en état maladif. Il faut cependant les aider à franchir ce pas difficile et écarter de leur chemin les maladies qui les guettent. On y arrivera surtout par l'hygiène.

Ne pas recourir, sauf les indications formelles, aux remèdes indiqués : digitale, muguet ou iodure de potassium.

On conseillera la vie au grand air, à la campagne si c'est possible, le repos physique et moral, le som-

meil à volonté. Pas d'exercices physiques violents,
pas de marches forcées, pas de gymnastique, pas d'escrime, pas de devoirs, plus de lecture, plus d'écriture.

Les douches froides, les frictions sèches ou stimulantes, les bains salés ou sulfureux sont d'excellents
moyens de stimulation.

Recommander une nourriture riche et abondante,
mais d'une digestion facile : purées de légumes, lait,
œufs, crèmes, jus et extraits de viande.

Comme médicaments, ceux qui tonifient et réparent
sans irriter : l'huile de foie de morue, si elle est bien
supportée, le phosphate de chaux en sirop, l'extrait
de quinquina granulé, le sirop d'iodure de fer. Pas
d'alcool.

Puis, graduellement, à mesure que les forces reviendront, recommencer les exercices physiques, la gymnastique suédoise, la marche, etc.

CYANOSE.

Jules Simon.

La cyanose consécutive aux malformations congénitales du cœur n'est pas incompatible avec une
survie de 20 et même 30 ans, si le patient s'astreint
à certaines conditions hygiéniques et s'il suit un
traitement approprié.

I. RÉGIME. — Au point de vue hygiénique, il y a
deux indications à remplir :

1° Éviter tout ce qui peut augmenter le travail et la
fatigue du cœur ;

2° Assurer, par un exercice suffisant, le développement de l'enfant prédisposé, de par son affection, à
rester débile.

Proscrire les exercices violents : gymnastique, escrime, équitation; n'employer qu'avec ménagement l'hydrothérapie. Frictions sèches et massages quotidiens. Faire prendre de grandes précautions contre les refroidissements, car les bronchites entraînent de graves accidents d'asphyxie, sans, cependant, les pousser à un degré exagéré, ce qui augmenterait l'aptitude morbide de l'enfant.

Le choix judicieux du climat, l'emploi de frictions sèches rendront, sous ce rapport, de grands services. Les fonctions digestives seront surveillées et l'on évitera les indigestions, la constipation prolongée.

La tendance à l'apathie et à la somnolence, que présentent les enfants atteints de malformations congénitales du cœur, doit être respectée jusqu'à un certain point. L'exercice, surtout au grand air, doit être très ménagé, afin de ne pas favoriser la tendance naturelle à la tuberculose; l'aération doit être, cependant, largement assurée. Le sommeil prolongé ou le séjour au lit sont à recommander.

Le froid, les irritations entretiennent facilement des ulcérations qui sont tenaces, en raison des troubles circulatoires dont la peau est le siège; on ne doit donc employer les révulsifs, au cours des affections pulmonaires, qu'avec une certaine réserve.

II. TRAITEMENT. — Le traitement médicamenteux consistera surtout dans l'administration de la digitale, qui est donnée d'une façon intermittente, pendant quelques jours, chaque fois que le cœur faiblit. On ne doit pas dépasser la dose de XV gouttes d'un mélange à parties égales de teinture de scille et de teinture de digitale, chez un enfant de 3 ans. Au bout de 8 à 10 jours, on suspend le médicament.

Comme toniques, on donnera de très faibles doses d'iode, en ayant soin de laisser au malade de longues périodes de repos. En donnant le vin de quinquina étendu d'eau et à la fin des repas, on évitera la constipation et l'irritation de l'estomac. L'arsenic, le phosphate de chaux peuvent rendre des services. D'une manière générale, on variera les préparations et on suspendra pendant des périodes plus ou moins longues les médications.

L'emploi de ces divers moyens hygiéniques et médicamenteux permettra d'assurer aux enfants une survie assez longue et, dans bien des cas, une existence tolérable. Quoi qu'il en soit, on doit être très réservé sur le pronostic, et prévenir les familles de la persistance de l'affection, malgré l'amélioration obtenue et, par conséquent, de la persistance d'une situation pouvant devenir dangereuse, selon les circonstances.

DENTITION (ACCIDENTS DE LA).

E. Besnier.

Si la dentition laborieuse s'accompagne de dermatite prurigineuse,

1° Quatre fois par jour, frictionner les gencives avec :

Borate de soude	50 centigr.
Teinture de safran.............	II gouttes.
Glycérine......................	} àà 25 gr.
Eau de roses	

2° Au premier déjeuner, donner, un paquet de :

Phosphate de chaux........	} àà 10 centigr.
— soude......	

3° Matin et soir, lotions, avec de l'eau amidonnée. Ajouter, dans un litre, une cuillerée à café de :

Salol . . . . 2 gr.
Alcool . . . . ⎰
Glycérine . . . . ⎱ àà 50 —

Poudrer ensuite avec de l'amidon.

Descroizilles.

Faire mâcher à l'enfant une racine de guimauve. Débrider la gencive avec une lancette.

Comby.

Attouchements avec :

Cocaïne. . . . . 50 centigr.
Sirop de belladone. . . . . 10 gr.

DIABÈTE SUCRÉ.

Dujardin-Beaumetz.

Le régime lacté est un traitement dangereux. Comment donner à un polidypsique 6 litres de lait par jour! Lui administrer, de plus, une substance qui contient une notable quantité de sucre! Voilà des circonstances qui ne peuvent qu'aggraver la maladie. Chez les diabétiques qui boivent du lait, cet aliment augmente le chiffre de leur glycosurie, et je repousse le lait du régime alimentaire du diabétique.

A. Ollivier.

L'exercice et la gymnastique ne devront pas être négligés, car, en rendant la combustion organique plus vive, on utilise une partie des féculents de l'ali-

mentation et on diminue la glycosurie ; on devra
donc faire promener les enfants et leur faire faire
des exercices de gymnastique, tels que l'exercice des
bras.

C'est qu'en effet, cette gymnastique des bras, qui
met en œuvre la plupart des organes mécaniques de
la respiration, en même temps qu'elle amplifie le
thorax, provoque des inspirations plus profondes ; il
s'introduit beaucoup plus d'air dans la poitrine ;
l'hématose est plus complète et la combustion plus
active.

DIARRHÉE.

Bouchard.

Administrer le naphtol β et le salicylate de bismuth,
qui rendent, dans un grand nombre de cas, un service
très utile.

Hayem.

Diarrhée verte ou diarrhée infantile. — Administrer l'acide lactique, sous forme de solution à
2/100e, à la dose d'une cuillerée à café, un quart
d'heure après la tétée. En faire prendre cinq à six
dans les 24 heures, ce qui représente à peu près
40 à 60 centigrammes d'acide lactique pur.

On peut aussi donner le sirop suivant :

Acide lactique......................	2 gr.
Sirop simple........................	98 —
Essence de citron ou de menthe ...	1 goutte

Une cuillerée à café un quart d'heure après chaque
tétée, et dans les cas graves, tous les quarts d'heure.

S'il existe des vomissements, ils cessent dès les

premières prises ; le nombre des garde-robes diminue, et les matières perdent leur coloration verte pour devenir jaunâtres.

On juge la réaction du contenu gastro-intestinal d'après la réaction des selles. Mais il y a ici une précaution à prendre. Le plus souvent l'urine se mélange aux selles et leur communique le caractère acide. Pour juger bien la réaction des selles, il est nécessaire d'introduire légèrement le papier de tournesol dans l'anus de l'enfant.

Afin d'éviter les rechutes, éloigner du malade toutes les pièces de linge souillées par les matières vomies et surtout par les selles. Plonger ces linges dans un baquet contenant une solution de sublimé au 1/1000e.

Diarrhée infectieuse. — Le calomel est le purgatif de choix, seulement il provoque des douleurs intestinales. Pour les éviter, il convient de l'associer à l'opium.

Voici la formule à l'usage des enfants diarrhéiques :

Calomel...................... 10 à 20 centigr.
Opium brut pulvérisé......... 1 —

Au besoin, supprimer par prudence l'opium.

Ce traitement de la diarrhée, au début, doit être complété par l'administration d'agents antiseptiques modérément solubles, par exemple le salicylate de bismuth et le salol associés à la poudre de charbon.

Grancher.

L'élément principal du traitement est ici le *lavage de l'estomac* et la suppression de toute alimentation lactée. L'enfant peut, en effet, supporter assez longtemps la privation d'aliments, lorsqu'on le soutient avec de l'eau albumineuse et du cognac, et, d'autre part, le lavage débarrasse le tube digestif d'une foule de substances qu'il ne peut tolérer. Le plus souvent, l'enfant, nourri au biberon, a été alimenté avec excès et même le tube digestif a été infecté par les bactéries qu'il ne peut détruire.

L'organe dans lequel se font les fermentations superposées du lait subit une perversion de fonctions si complètes que, même après les lavages et la diète, il y reste assez de ferments pour que la moindre quantité de lait qu'on lui donne s'altère de nouveau.

Quant à la pratique du lavage, elle se fait beaucoup plus facilement qu'on ne le croirait au premier abord. On doit employer pour cela une sonde molle de 4 millimètres environ, lavée avec de l'eau boriquée. Pour l'introduire, il faut enfoncer profondément le doigt dans la bouche, derrière l'épiglotte. La difficulté est que souvent le tube est bouché par les caillots de lait. On peut alors le déboucher par différentes manœuvres et on fait le lavage jusqu'à ce que l'eau revienne pure de l'estomac.

On peut guérir ainsi non seulement la diarrhée, mais les vomissements avec une grande facilité.

L'acide lactique réussit aussi quelquefois dans des cas de ce genre ; on donne la solution suivante :

Acide lactique......................	2 gr.
Eau distillée.......................	50 —
Sirop	100 —

Mais il faut donner ce médicament d'une façon continue : une cuillerée à café, toutes les 10 minutes par exemple, ainsi que le prescrit Hayem, de telle sorte que le tube digestif en contienne constamment une certaine quantité.

Dujardin-Beaumetz.

Administrer l'acide lactique en solution à 2 pour 100

donner par exemple toutes les 2 heures une cuillerée à soupe de la solution suivante :

Acide lactique....................... 3 gr.
Eau de fleurs d'oranger .... 30 —
Eau de tilleul .... 120 —

Le salol est un antiseptique préférable aux autres dans les cas de diarrhée infectieuse des enfants. L'associer au salicylate de bismuth.

Salol....................... } ää 50 centigr.
Salicylate de bismuth....... }

Pour un cachet. En donner 2 ou 4 par jour, suivant l'âge du malade.

Prescrire le sulfure de carbone.

Jules Simon.

I. *Nouveau-né*. — 1° Surveiller la nourriture de la nourrice. Régler les tétées toutes les 2 heures. Si l'enfant n'est pas nourri au sein, vérifier la qualité du lait, la propreté du biberon.

2° Avant et après chaque tétée, une cuillerée à café d'eau de Vals (Saint-Jean) ou d'eau de chaux.

3° Matin et soir, lavement à l'eau de guimauve.

4° Tous les jours, une pincée de magnésie calcinée dans une cuillerée d'eau très sucrée.

II. *Enfant récemment sevré*. — 1° Alimentation modérée et choisie : aliments liquides ou réduits en pulpe, lait, laitage, œufs, panades, bouillon dégraissé; purée de volaille. Heures des repas très régulières.

2° Aux repas : eau vineuse. Remplacer l'eau ordinaire par de l'eau de Vals (Saint-Jean) pendant 4 à 5 jours, puis par l'eau d'Alet.

3° Matin et soir, lavement à l'eau de guimauve.

4° Une demi-cuillerée à café de magnésie comme laxatif.

III. *Au-dessus de 2 ans.* — Mêmes règles hygiéniques. De plus :

1° Le matin, une tasse à café de houblon sucré avec
une cuillerée à dessert de sirop d'écorces d'oranges
amères.

2° Avant chaque repas, 2 fois par jour :

N° 1. Teinture de quinquina .... 5 gr.
    —   rhubarbe.. }
    —   colombo .. } àà 2 —

V gouttes dé la solution dans une cuillerée à soupe
d'eau :

N° 2. Noix vomique ....   50 centigr.
    Laudanum de Sydenham ....   1 goutte.
    Sous-nitrate de bismuth......   2 gr.
    Diascordium .... 0,50 à 2 —
    Julep ....   120 —

Par cuillerée à bouche.

3° Veiller à ce que les enfants mâchent bien. Viandes très cuites et hachées, légumes bien cuits et passés
au tamis.

4° A la fin du repas de midi, une cuillerée à soupe
de vin de pepsine, additionné de quantité égale d'eau
d'Alet.

Sevestre.

Isoler autant que possible les malades atteints de
diarrhée infectieuse ; car la contagion de l'entérite
infectieuse a été démontrée par les recherches de Lesage, qui, dans une salle d'enfants diarrhéiques a constamment obtenu des ensemencements de lait avec le
Bacterium coli virulent.

Prescrire la poudre de talc, délayée dans du lait,
par cuillerée, à la dose de 20 ou 30 grammes par jour.

Descroizilles.

Diarrhée bilieuse. — Prescrire :

```
N° 1. Calomel...................  0 gr. 15
       Sucre de lait.............  1 —
```

En 3 paquets, à donner dans la journée.

```
N° 2. Diascordium ..........  }
       Sous-nitrate de bismuth  }  àà  1 gr.
       Eau de mélisse .............  10 —
       Eau de fleurs d'oranger.......  50 —
       Sirop de grande consoude ....  20 —
       Sirop simple.................  10 —
```

Par cuillerée à bouche.

```
N° 3. Sous-nitrate de bismuth......  4 gr.
       Eau de menthe..............  10 —
       Eau de tilleul..............  50 —
       Sirop de ratanhia......  }
       Sirop de coings.......  }  àà 10 —
       Sirop simple.............  20 —

N° 4. Corne de cerf porphyrisée....  2 gr.
       Mie de pain................  4 —
       Gomme arabique...........  2 —
       Sucre.....................  12 —
       Eau.......................  200 —
```

Même mode d'emploi.

Hutinel.

Associer le *lavage de l'estomac* à l'usage du calomel à petites doses.

On lave l'estomac des nourrissons au moyen d'une sonde de caoutchouc, dite de Nélaton, n° 15 à 20 de la filière, et avec de l'eau bouillie ou de l'eau de Vichy.

Bien entendu, on met en même temps l'enfant à la diète, on ne permet que l'eau albumineuse et les grogs, par cuillerées à café.

Le lavage de l'estomac est facile quand l'enfant n'a pas pris de lait; il faut donc ne le pratiquer que 2 heures au moins après la dernière tétée; dans le cas contraire, les grumeaux bouchent la sonde.

Le calomel est donné après le lavage, à faible dose (3 à 6 centigr.), que l'on administre en 3 fois, à 1 heure d'intervalle.

Enfin, il faut compléter ce traitement par les lavages de l'intestin, au moyen d'un entonnoir ou d'un siphon.

Ce traitement réalise parfaitement l'antisepsie du tube digestif.

Comby.

La diarrhée saisonnière, qui décime la population infantile des grandes villes, frappe surtout les enfants privés du sein maternel, nourris au biberon, avec du lait trop souvent falsifié ou altéré par la chaleur. Elle est donc généralement d'origine alimentaire.

Avant d'avoir recours aux remèdes pharmaceutiques, redresser les écarts hygiéniques qui lui ont donné naissance.

Le seul régime alimentaire qui convienne aux enfants du premier âge est le régime lacté.

A Paris, surtout pendant l'été, et dans les milieux pauvres, il est difficile de se procurer du lait de bonne qualité et aseptique. Sans parler de la scarlatine, des aphtes, de la fièvre typhoïde, qui pourraient se transmettre par le lait, la tuberculose est transmissible par cette voie. La stérilisation préalable du lait, surtout pour l'alimentation des enfants, est de rigueur.

Ce lait, facilement toléré, agréable au goût, est pré-

LEFERT. — Malad. des Enfants.

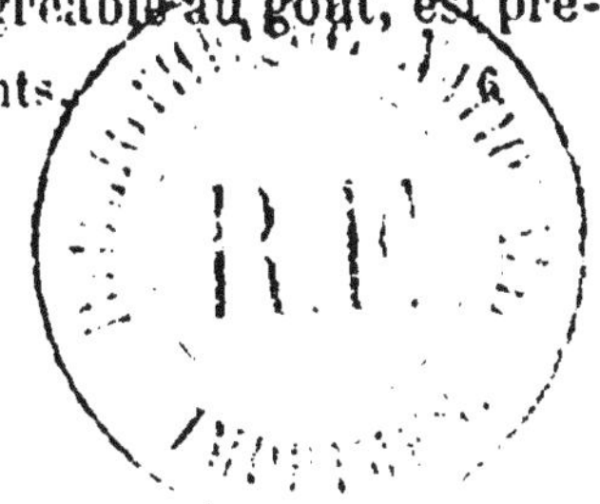

paré industriellement, dans les conditions suivantes : apporté tout frais dans l'usine, il est d'abord essayé au point de vue de sa richesse en beurre et en caséine, puis filtré, chauffé légèrement au bain-marie et brassé. Mis alors dans des bouteilles stérilisées à l'autoclave et bien bouchées, on le soumet dans l'autoclave à une température, dont le fabricant garde le secret, mais qui, probablement, est très élevée, avec une disposition qui permet de soumettre les bouteilles alternativement à la vapeur et à l'eau froide. L'occlusion du bouchon est complétée par de la paraffine. Ainsi préparé, le lait se conserve pendant plusieurs mois.

Le lait pur stérilisé, tel que nous le trouvons dans le commerce, est un aliment de premier choix, bien digéré par les enfants sains ou malades.

J'ai traité par le lait stérilisé (lait du commerce) 56 enfants du dispensaire, dont 12 n'ont été vus qu'une ou deux fois : 44 ont été soumis à une observation méthodique ; parmi ces enfants, le plus jeune avait 1 mois, et le plus âgé 2 ans. La diarrhée saisonnière était de gravité moyenne. 13 fois la diarrhée était verte ; le mélæna a été noté chez 2 enfants ; les autres avaient des selles tantôt jaunes, tantôt incolores et aqueuses. Les matières étaient fétides et possédaient, dans la plupart des cas, une réaction acide.

Le lait était donné pur ou coupé, tiède ou froid, par dose de 100 à 150 grammes, toutes les 2 ou 3 heures.

Sur les 44 enfants ainsi traités, 30 ont été complètement guéris en 1 à 5 jours ; chez 6, il y a eu rechute au bout de quelques jours, et la guérison fut moins rapide. Chez 14 enfants, la guérison fut incomplète, l'amélioration ayant consisté dans la diminution du nombre de selles ; chez 5 d'entre eux, l'adjonction de quelques grammes de bismuth au lait stérilisé décida la guérison.

Si le lait stérilisé n'arrête pas la diarrhée en 2 ou 3 jours, il est nécessaire de donner en même temps les remèdes usités en pareil cas.

DIPHTÉRIE.

Bouchard.

Surveiller le microbe, mais ne pas oublier l'organisme et ses réactions.

I. Régime. — Faire de l'alimentation l'objet d'une constante préoccupation et l'adapter à l'âge du petit malade. Le lait, les œufs, le bouillon, le jus de viande, pouvant être absorbés sous forme liquide, en feront tous les frais. Y ajouter l'alcool fortement dilué, pour éviter l'irritation gastrique. Si les enfants refusent de se nourrir, recourir à la sonde et s'assurer qu'elle pénètre dans l'estomac avant de pousser le liquide.

La température de la chambre ne sera pas inférieure à 18° ou 20° C. et ne s'élèvera pas sensiblement au-dessus.

II. Traitement général. — Faciliter l'élimination des produits toxiques absorbés. Ces produits disparaissent de l'économie suivant plusieurs voies. Quelques-uns sont retenus ou détruits par le *foie*, d'autres sont brûlés par le *sang*, enfin le plus grand nombre s'élimine par le *rein*. On ne peut guère agir sur la fonction du foie; pour activer la destruction des poisons par le sang, augmenter la quantité d'oxygène absorbé en faisant respirer ce gaz. On agit plus facilement sur l'émonctoire rénal, par le lait, l'ingestion de liquides et la caféine, qu'on administre par la bouche ou par la voie sous-cutanée.

III. Prophylaxie. — Trois agents de désinfection :

1° la *chaleur* sous diverses formes; 2° les *liquides antiseptiques*; 3° les *fumigations gazeuses*.

La mesure la plus radicale pour la destruction des objets contaminés consiste dans l'incinération. Y recourir dans les plus larges proportions. La chose sera facile, si l'on fait usage pour soigner le malade de linge de peu de valeur.

Ce procédé devient inapplicable pour les draps, les oreillers, les matelas, etc. Un moyen d'une efficacité certaine de désinfecter ces objets, c'est de les passer à l'étuve à vapeur surchauffée et sous pression. La température atteinte est de 115°, et aucun germe, pas même le *Bacillus subtilis*, ne résiste à une pareille température. L'étuve de Geneste et Herscher est d'un fonctionnement pratique : 15 minutes suffisent pour purifier un matelas ordinaire, 20 minutes à le sécher, sans qu'il en résulte aucune détérioration.

A défaut d'étuve, placer les linges contaminés dans un liquide antiseptique. De tous les antiseptiques proposés, les seuls vraiment efficaces sont les phénols et les composés de cette famille, les sels cupriques et surtout les sels hydrargyriques.

Grancher.

Parmi les médications si nombreuses proposées contre la diphtérie, donner la préférence à l'acide phénique, substance qui non seulement a donné de très bons résultats, mais qui, de tous les bactéricides, ainsi que le montrent les expériences de laboratoire, est le plus efficace. J'incorpore l'acide phénique, suivant le conseil de MM. Ruault et Berlioz, à une substance qui le rend presque indolore; c'est l'acide sulforicinique. C'est un excellent excipient pour les substances telles que l'acide phénique, la créosote, etc., qui s'y tiennent en solution extrêmement concentrée à très haute dose. Cet avantage permet de renouveler les applications beaucoup plus souvent et d'employer des solutions beaucoup plus concentrées, à 30 ou 40 pour 100 par exemple.

Comme le bacille se rencontre également dans la salive, il est nécessaire de pratiquer des lavages de la bouche au moyen d'irrigations; pour cela, on emploie une solution d'acide borique à 2 pour 100 ou d'acide salicylique à 2 pour 1000, ou ces deux solutions mélangées ensemble.

Henri Huchard.

I. Traitement local. — 1° *Pulvérisations* continuelles d'acide phénique dans la chambre du malade, d'après le procédé de Renou.

2° Toutes les heures ou deux heures, suivant la gravité des cas, *irrigations*, soit par la bouche, soit par les fosses nasales, avec une solution d'acide salicylique à 1 1/2 ou 2 pour 1000.

3° Fréquents *badigeonnages* sur les parties malades (toutes les heures ou deux heures, en alternant avec les irrigations) à l'aide d'un pinceau trempé dans une solution d'acide salicylique :

    Acide salicylique . . . .   4 gr.
    Alcool à 90°. . . . . 40 —
    Eau distillée. . . . . 80 —

Avec cette solution, *toucher* fréquemment les fausses membranes, mais sans *raclage*, pour ne pas excorier la muqueuse.

Pour donner plus de consistance à cette solution, l'additionner de glycérine :

    Acide salicylique. . . . .   1 gr.
    Alcool à 60° . . . .)
    Eau distillée. . . . . } ää 40 —
    Glycérine. . . . .)

II. Traitement interne. — Administrer l'acide
salicylique à l'intérieur, sous forme de cachets de
50 centigrammes, 4 fois par jour; chez les adultes,
sous forme de potion de Todd additionnée d'après
cette formule :

```
Potion de Todd (avec 15 à 30 gr.
     d'eau-de-vie). . . . . . . . . . . . .   120 gr.
Acide salicylique. . . . . . . . . . . .     1 —
```

A prendre par cuillerée à dessert, toutes les heures.

Constantin Paul.

I. Traitement local. — La stérilisation hâtive
des fausses membranes est la première indication.

L'ablation des fausses membranes dans la mesure
du possible permet à cette stérilisation de se faire
plus sûrement.

Les meilleurs parasiticides sont le tannin, l'acide
phénique, le phénate de soude, le camphre phéniqué.

Ces parasiticides et antiseptiques peuvent être non
seulement appliqués, mais encore absorbés par la
voie pulmonaire, sous forme d'aspiration d'eau pulvérisée et de vapeur.

II. Traitement général. — Relever l'état général
par des stimulants, auxquels on peut joindre l'arsenic
introduit par la voie sous-cutanée.

III. Prophylaxie. — Les antiseptiques, employés
sous forme de vapeur, peuvent, dans une certaine
mesure, préserver les personnes qui soignent les malades et les enfants qu'on n'a pas pu éloigner.

Jules Simon.

I. Traitement local. — Badigeonnages, irrigations antiseptiques, pulvérisations, gargarismes et
pommade résolutive.

1° *Badigeonnages.* — Fréquents, avec deux pinceaux en forme d'olive :

L'un doit être assez dur, employé à sec et, avec une certaine force pour détacher les exsudats et les fausses membranes, sans cependant excorier la muqueuse sous-jacente, avant l'application du topique.

L'autre sert à appliquer un collutoire ainsi formulé :

```
Acide salicylique . . . . . . . . . . .    1 gr.
Alcool . . . . . . . . . . . . . . . .     Q. S.
Glycérine. . . . . . . . . . . . . .      10 gr.
Infusion d'eucalyptus. . . . . . . . .    50 —
```

F. s. a.

Répéter ces badigeonnages d'heure en heure, pendant le jour et 3 fois dans la nuit à partir de 9 heures du soir.

On peut aussi faire les badigeonnages avec du jus de citron, toutes les heures le jour, toutes les 2 heures la nuit.

Si les fausses membranes, très adhérentes et très épaisses, résistent, remplacer le collutoire par le glycérolé au perchlorure de fer :

```
Glycérine. . . . . . . . . . . . . .  ⎫
Perchlorure de fer. . . . . . . . .   ⎬  àà 20 gr.
```

Faire un attouchement 2 à 4 fois par jour.

2° *Irrigations.* — Après chaque badigeonnage, pratiquer une irrigation avec l'eau boriquée à 2 pour 100 ou à l'eau de chaux. Faire usage à cet effet d'un siphon ou bien d'un réservoir de verre muni d'un tube. Toutefois, il est impossible d'employer ces irrigations chez les enfants en bas âge.

3° *Gargarismes.* — Ils ne sont possibles que si l'enfant est assez âgé. Les pratiquer avec l'eau boriquée ou la solution de coaltar.

4° *Pulvérisations.* — Utiles chez les enfants tout jeunes, les répéter 5 ou 6 fois par jour avec l'eau phéniquée, la solution de thymol ou la teinture d'eucalyptus.

5° *Pommade résolutive.* — La prescrire contre les adénites douloureuses, les engorgements ganglionnaires volumineux. Ici, on peut faire usage de la pommade iodurée et belladonée vulgaire :

      Extrait de belladone . . . .   3 gr.
      Iodure de potassium. . . . .   2 —
      Vaseline. . . . .   30 —

Mettre une cravate ouatée sur laquelle on étend la pommade.

II. Régime. — Alimenter le malade.

Pratiquer l'antisepsie de la chambre par les pulvérisations phéniquées ou les vapeurs térébenthinées.

III. Traitement interne. — 1° Alcool, à la dose de 30 à 40 grammes par jour. Quinquina, coca et surtout kola.

2° Administrer le perchlorure de fer, à raison de X à XX gouttes par jour données en 4 fois.

Ou bien, si l'enfant est plus âgé (12 à 15 ans), essayer le baume de copahu et de cubèbe à hautes doses :

      Cubèbe. . . . .   60 gr.
      Copahu . . . .   60 —
      Sous-carbonate de fer. . . . .   4 —
      Sous-nitrate de bismuth . . . .   1 —

F. s. a. 4 bols, à prendre dans la journée.

Diphtérie nasale. — Faire des irrigations dans le nez avec de l'eau de feuilles de noyer, ou de l'eau boriquée.

Appliquer le plus haut possible la pommade suivante :

    Soufre sublimé et lavé . . . .   4 gr.
    Axonge. . . . .   30 —

Diphtérie labiale. — Quand les fausses membranes siègent sur les *lèvres*, le nitrate d'argent, justement abandonné pour la diphtérie de la gorge, réussit bien ; dans ce cas, une légère cautérisation quotidienne produit de bons effets.

Si les fausses membranes siègent sur la peau de la *joue*, et si antérieurement l'enfant avait une excoriation cutanée quelconque, impétigo, par exemple, employer comme pansement l'iodoforme finement pulvérisé.

Paralysies diphtéritiques. — Bains sulfureux. Frictions avec :

    Alcoolat de lavande . . . .   100 gr.
    Teinture de benjoin . . . .   80 —

Prendre aux repas :

    Teinture de noix vomique. . . . . . .   II à III gouttes

Donner chaque jour II à VIII gouttes de :

    Sulfate de strychnine . . . .   1 milligr.
    Eau. . . . .   5 gr.

Sevestre.

I. — TRAITEMENT LOCAL. Faire évaporer, sur un fourneau à pétrole ou sur une lampe à alcool, des solutions antiseptiques, telles que la suivante :

    Acide thymique . . . .   5 gr.
    Acide phénique . . . .   20 —
    Alcool. . . . .   100 —
    Eau distillée . . . .   875 —

F. s. a. une solution.

On pulvérise cette solution avec l'appareil de Lucas
Championnière, plusieurs fois par jour, dans la chambre
des enfants atteints de diphtérie.

En outre de leur action antiseptique, ces pulvérisations maintiendront l'air humide et favoriseront le
détachement des fausses membranes.

Badigeonnages avec :

Créosote pure	1 gr.
Alcool......................	10 —
Glycérine	20 —

Irrigations avec :

Nº 1. Acide borique	35 gr.
Eau.....................	1 litre.
Nº 2. Chloral	10 gr.
Eau	1 litre.
Nº 3. Permanganate de potasse. ...	1 gr.
Eau.....................	1 litre.
Nº 4. Naphtol.................	2 gr.
Eau.....................	1 litre.

II. Traitement interne. — Prescrire des médicaments à action indirecte, qui agissent en s'éliminant
par les glandes buccales. Tels sont le chlorate de
potasse, le benzoate de soude, le brome.

Potion :

Brome pur	IV gouttes.
Bromure de potassium	50 centigr.
Sirop simple	30 gr.
Eau distillée................	150 —

Potion à prendre en 24 heures. Une cuillerée à
soupe toutes les 2 heures.

N'employer qu'avec réserve le copahu et le cubèbe, à cause de leur action gastro-intestinale irritante et de la diarrhée qu'ils amènent à leur suite.

Un procédé préconisé par le Dr Bleynie (de Limoges) consiste à introduire dans la bouche du petit malade un morceau de glace, toutes les 10 minutes, sans interruption, pendant la veille et pendant le sommeil, sans qu'il soit d'ailleurs nécessaire de réveiller l'enfant. On ne doit ralentir l'administration de la glace qu'après la disparition des fausses membranes. A défaut de glace, on peut recourir à l'eau froide donnée par petites gorgées toutes les 3 minutes. Sous cette influence, les fausses membranes disparaissent après quelques jours et se limitent très vite. Je n'ai pas cru devoir employer ce procédé isolé, sans l'associer au procédé de Gaucher. Je ne puis juger d'une façon certaine ce qu'il pourrait donner; toutefois il m'a paru d'être d'une certaine utilité et en tout cas très facile à appliquer. Il m'a paru que les fausses membranes se formaient beaucoup moins vite et qu'on pouvait espacer les badigeonnages antiseptiques.

Gaucher.

I. TRAITEMENT LOCAL. — 1° *Ablation des fausses membranes.* — Pratiquer cette opération avec la plus grande douceur, sans raclage. Enlever toutes les fausses membranes, mais s'efforcer de produire le moins de lésions possible : l'énergie n'exclut pas la douceur. Pour le nettoyage de la gorge, préférer les pinceaux de molleton à l'écouvillon de ouate ou au pinceau de crin doux, taillé en brosse.

S'il s'agit d'un adulte, l'opération est assez facile ; si c'est un enfant, l'envelopper dans un drap, de façon à immobiliser les quatre membres. Faire ouvrir la bouche en pinçant le nez ou profiter d'un moment où l'enfant crie et introduire le manche d'une cuiller pour abaisser la langue et le maxillaire inférieur. Ne pas se servir d'un abaisse-langue dont les bords tranchants sont dangereux; j'ai vu avec un abaisse-langue un opérateur inexpérimenté couper une amygdale.

La bouche étant ouverte, maintenir l'écartement des mâchoires par l'introduction, entre les arcades dentaires, sur un des côtés, d'un coin de bois entouré de linge ou de ouate. Un aide maintient ce coin de bois pendant que l'opérateur abaisse la langue avec la cuiller et explore la gorge.

Avec un pinceau molletonné sec enlever les fausses membranes par un mouvement de rotation entre le pouce et l'index. A mesure que l'on retire un pinceau, le faire brûler; le même pinceau ne doit pas servir deux fois.

2° *Badigeonnage* de la muqueuse bucco-pharyngienne, avec la mixture suivante :

Camphre.....................	50 gr.
Huile de ricin...............	15 —
Alcool à 90°.................	10 —
Acide phénique cristallisé.......	5 —
Acide tartrique..............	1 —

L'huile de ricin, soluble dans l'alcool, permet d'obtenir une matière absolument limpide. La glycérine est un mauvais véhicule.

Se servir d'un écouvillon formé de ouate hydrophile enroulée autour de l'extrémité d'un bâton d'osier. Cet écouvillon est trempé dans la mixture phéniquée et bien égoutté pour éviter l'introduction du liquide dans les voies aériennes. Faire deux ou trois cautérisations successives, chaque fois avec un écouvillon neuf. Retirer la cuiller et le coin de bois et laisser reposer l'enfant.

3° Pratiquer dans la gorge, toutes les deux heures, des *irrigations* phéniquées qui entraînent les débris pseudo-membraneux, et en même temps réalisent un milieu antiseptique.

Chez les jeunes enfants, qui se prêtent mal aux irrigations, pratiquer celles-ci de force. Leur tenir la tête penchée en avant, pour qu'ils n'avalent pas d'eau phéniquée. La bouche doit être maintenue ouverte au moyen d'un morceau de bois enfoncé entre les arcades dentaires. La douleur est presque nulle.

Chez un enfant assez grand pour comprendre qu'il ne doit pas avaler le liquide, je fais faire l'irrigation d'emblée avec de l'eau phéniquée au 1/100e. Chez les jeunes enfants, on doit faire les premières irrigations avec de l'eau bouillie ; quand on s'est assuré que l'enfant n'avale pas le liquide, on peut se servir d'eau phéniquée au 2/100e, et même au 1/100e, en ayant soin de surveiller les urines ; si l'urine devient noire, il faudra diminuer le titre de la solution phéniquée ou revenir à l'eau bouillie.

L'irrigation doit être pratiquée avec un irrigateur Éguisier ordinaire ou avec tout autre irrigateur à jet continu. Il faut employer chaque fois 2 litres de liquide. Il est préférable d'ouvrir complètement le robinet de l'irrigateur pour produire un jet très fort, qui frappe le fond du pharynx ; de cette manière, le malade a moins de chances d'avaler le liquide. D'ailleurs, dès qu'on voit un mouvement de déglutition, il faut fermer momentanément le robinet et le rouvrir ensuite à plein jet.

Chez les adultes, en plus des irrigations phéniquées, *gargarismes* phéniqués (eau phéniquée à 1 pour 100).

Cette triple opération : ablation des fausses membranes, cautérisation et irrigation, doit être répétée toutes les 2, 3 ou 4 heures, suivant que les fausses membranes se reproduisent plus ou moins rapidement. Habituellement, à moins d'angines très graves, je ne fais faire l'opération qu'une fois la nuit, afin de laisser reposer l'enfant. On fait, par exemple, un nettoyage de la gorge vers 11 heures et demie du soir, un autre entre 3 et 4 heures du matin, et on ne recommence qu'à 7 heures du matin.

Quand il y a des menaces de croup, j'ajoute au traitement précédent des vaporisations d'eau phéniquée au 1/50e, qu'on fait bouillir dans de larges plats, sur des lampes à alcool, autour du lit de l'enfant. Ces vaporisations doivent être continuées après la trachéotomie.

II. Traitement interne. — Si l'infection générale existe, administrer des agents antidiphtéritiques : arséniate de strychnine et sulfure de calcium

III. Régime. — Nourrir le malade.

Menjaud.

I. Traitement local. — Réserver les attouchements à l'acide phénique pour l'adulte et employer de préférence la solution salicylée chez l'enfant au-dessous de 2 ans, à laquelle on ajoutera la créosote.

Glycérine............	30 gr.
Acide salicylique .... }	
Terpine ou créosote .. }	àà 60 centigr.
Alcool	95 gr.

Dissoudre.

La raison de cette association réside dans la composition antiseptique de la créosote (combinaison de phénol, crésol, gaïacol), dans l'action peu toxique de l'acide salicylique dont l'équivalent toxique égale 40 centigrammes par kilogramme, tandis que 95 centigrammes d'acide phénique suffisent par kilogramme à l'action nettement endosmotique de la créosote.

L'acide salicylique n'est pas douloureux. Il arrête le développement des moisissures à 1/1000°, empêche le développement des bactéridies dans les liquides exposés à l'air lorsque la solution est à 1/500°, conserve 8 jours la viande plongée dans une solution à 1/100°. Donc l'acide salicylique doit être préféré chez les jeunes enfants et la formule suivante, très bien tolérée chez l'adulte, doit être conservée :

Sulforicinate de soude	80 gr.
Acide phénique.	10 —
Créosote.	3 —

Les malades supportent très bien ces badigeonnages, précédés par des irrigations d'eau boriquée à 4 pour 100.

Dans la chambre, on fera des vaporisations d'eau boriquée à 3 pour 100, près de la bouche du patient, ou bien on tiendra en ébullition une ou deux bouillottes contenant de l'eau et du thymol.

II. Traitement général. — Administrer de la vieille eau-de-vie (presque à 50 grammes Cadet de Gassicourt), des toniques (café, thé, kola, coca, quinquina).

Le cubèbe a une action bienfaisante et est administré facilement :

Cubèbe finement pulvérisé.	10 gr.
Sirop simple.	120 —
Vin de Bordeaux ou de Malaga. . .	80 —

Une cuillerée à soupe toutes les heures.

III. Prophylaxie. — Désinfecter les tentures, tapis et rideaux.

Détruire les tampons de ouate ayant servi aux pansements, désinfecter les meubles, les cabinets d'aisance (chlorure de chaux), lessiver les linges de toilette, nettoyer les ongles et les mains des garde-malades; enfin employer l'étuve après le soufrage des vêtements du malade.

Hutinel.

I. TRAITEMENT LOCAL. — Pratiquer *l'ablation de la fausse membrane* et les *attouchements de la gorge.*

Le liquide antiseptique est l'acide phénique :

<pre>
Acide phénique cristallisé . . . .   5 gr.
Camphre. . . . . 20 —
Alcool à 90°. . . . . 10 —
Glycérine pure. . . . . 25 —
</pre>

On remplace l'huile de la formule Gaucher par la glycérine; les inconvénients que celle-ci peut présenter sont loin de valoir ceux de l'huile. En effet, l'huile ne mouille pas, et, en vernissant la muqueuse, elle empêche la pénétration de l'acide phénique; en même temps, la solution est moins forte.

Badigeonner, toutes les 3 ou 4 heures, suivant l'abondance des fausses membranes.

Employer, pour les *attouchements* sur les fausses membranes, le collutoire antiseptique suivant :

<pre>
Hydrate de terpine . . . .   4 gr.
Bichlorure de mercure. . . . .   15 centigr.
Alcool. . . . . ⎫
Essence de menthe . . . . ⎬ àà 50 gr.
Thymol . . . . q.q. gouttes
</pre>

F. s. a. Répéter les attouchements plusieurs fois dans les 24 heures.

Prescrire la solution du phénol sulforiciné. Deux solutions peuvent être employées soit à 10 pour 100, soit à 20 pour 100. Le type en est le suivant :

<pre>
Acide phénique pur. . . . .   10 gr.
Sulforicinate de soude . . . .   90 —
</pre>

On maintient le topique le plus longtemps possible,
sur la fausse membrane, à l'aide d'un tampon de ouate.
Celle-ci blanchit la muqueuse malade, l'imprègne et
rend moins nécessaires les *fréquents lavages*.

Au salol sulforiciné, on peut aussi ajouter la créosote, d'après la formule suivante :

```
Sulforicinate de soude . . . . . . . . .   40 gr.
Salol . . . . . . . . . . . . . . . . .     5 —
Créosote . . . . . . . . . . . . . . . .    1 —
```

F. s. a. Pour attouchements avec le tampon de ouate.
Éviter de pratiquer des irrigations immédiatement
après le pansement.

Cette préparation est médiocrement douloureuse ;
la suivante l'est beaucoup plus : elle agit à la manière
du phénol camphré de Gaucher :

```
Acide phénique. . . . . . . . . . . )
Acide citrique . . . . . . . . . . . } àà 2 gr. 50
Teinture d'iode . . . . . . . . . . )
Alcool. . . . . . . . . . . . . . . . .   50 —
```

Faire des *irrigations* à l'acide borique :

```
Acide borique . . . . . . . . . . . . .    40 gr.
Eau distillée . . . . . . . . . . . . . .  1000 —
```

Les répéter rigoureusement toutes les 2 heures,
quelle que soit la bénignité de la diphtérie.

L'acide borique se recommande surtout par sa
grande innocuité.

On peut employer les autres solutions, pourvu qu'elles
ne soient pas trop fortes, et qu'elles aient une acidité
suffisante. Le poison diphtéritique a de la peine à s'ac-
cumuler dans un milieu acide ; en tout cas, la toxicité
de ces produits de sécrétion est bien moindre dans
un milieu acide que dans un milieu alcalin.

Ces irrigations ou lavages agissent en outre en entretenant la propreté de la bouche et de l'arrière-gorge.

Pulvérisations toutes les demi-heures.

Se servir du pulvérisateur de Lucas Championnière. Approcher l'instrument très près de la bouche.

Vaporisations, dans la chambre du malade, avec un fourneau de cuisine sur lequel on met deux casseroles contenant chacune environ 2 litres d'eau. Dans ces casseroles, on verse, toutes les 3 heures, une cuillerée à soupe de :

Acide phénique.	280 gr.
— salicylique	56 —
— benzoïque	112 —
Alcool pur	468 —

II. Traitement interne. — Prescrire le benzoate de soude.

Descroizilles.

Faire des badigeonnages avec :

Acide tartrique	10 gr.
Glycérine	15 —
Eau de menthe.	25 —

Prescrire la potion suivante :

Eau de chaux	} ââ 50 gr.	
Eau distillée		
Sirop de framboises	10 —	

Par cuillerées à bouche.

Prescrire l'opiat suivant :

Copahu	2 gr.
Cubèbe	4 —
Sous-carbonate de fer.	50 centigr.
Magnésie calcinée. . . . . } ââ Q. S.	
Essence de menthe.	

À prendre dans la journée.

Legroux.

Pulvérisations constantes par l'alcool créosoté au
1/100ᵉ et badigeonnages de la gorge toutes les 4 heures
avec de la glycérine alcoolisée, de la créosote de hêtre
au 1/20ᵉ.

Dans les cas graves, injections hypodermiques de :

    Créosote de hêtre . . . . 20 gr.
    Huile d'olive aseptique . . . . 180 —

Administrer la créosote à l'intérieur aux enfants
atteints de croup, opérés ou non.

Albert Josias.

Employer le phénol sulforiciné contenant :

    Acide phénique. . . . . 20 gr.
    Sulforicinate de soude . . . . 80 —

Voici comment il faut procéder :
Plusieurs pinces hémostatiques sont munies d'un
petit tampon de ouate hydrophile.

Dans un premier temps, un tampon sec est promené
légèrement sur les fausses membranes, pour les des-
sécher ou les enlever.

Dans un deuxième temps, un tampon imbibé de
phénol sulforiciné à 20 pour 100 est appliqué sur chaque
fausse membrane, quelle que soit son étendue, et
quelque nombreuses que soient les fausses membranes.

Cette pratique est renouvelée 5 ou 6 fois dans les
24 heures, 4 fois le jour, 1 ou 2 fois la nuit.

Les attouchements, je ne dis pas les badigeonnages,
pratiqués sur les fausses membranes avec le phénol
sulforiciné à 20 pour 100, sont toujours bien supportés;

ils provoquent quelquefois une sensation de chaleur modérée, mais jamais une cuisson pénible au point de provoquer une plainte. Sous l'influence de cet attouchement, la fausse membrane est imbibée du médicament antiseptique et destructif : les pourtours de cette fausse membrane prennent immédiatement une coloration opaline, bleutée, rappelant l'aspect d'une plaque muqueuse cautérisée avec le nitrate d'argent.

Lorsque la fausse membrane est enlevée, mettant ainsi à nu une muqueuse légèrement sanguinolente, toucher cette surface avec le phénol sulforiciné, et produire ainsi une cautérisation douce et superficielle. Poursuivre ces attouchements d'abord avec le tampon sec, ensuite avec le tampon imbibé de phénol sulforiciné, aussi longtemps que se reproduisent ou s'étendent les fausses membranes.

En outre, des *irrigations* sont faites dans la bouche, entre chaque badigeonnage ou écouvillonnage, avec de l'eau de chaux, liquide alcalin, non irritant et susceptible d'amollir et de faciliter le détachement des fausses membranes.

Lorsque les fausses membranes semblent se détacher d'elles-mêmes et apparaissent flottantes, s'empresser de les saisir avec une pince et de les détacher entièrement de la muqueuse sur laquelle elles reposent.

Dans les formes toxiques et dans les formes hypertoxiques, recourir aux inhalations d'oxygène.

Lorsque les fausses membranes ne se reproduisent plus, nous restons en présence de plaques ou de points d'un blanc argenté, non susceptibles d'être immédiatement enlevé avec un tampon de ouate sèche ou avec une pince. Ces modifications médicamenteuses des couches superficielles de la muqueuse de la gorge ou des amygdales sont passagères. La muqueuse ainsi altérée se dénude assez rapidement pour apparaître rouge. Il en est de même des amygdales, qui, le plus souvent volumineuses, présentent une coloration framboisée.

Nous n'agissons plus sur la gorge lorsque les fausses membranes, de moins en moins saillantes, ne se reproduisent plus. La maladie étant enrayée, nous surveillons néanmoins la gorge, et nous employons, aussi bien pour les badigeonnages que pour les lavages de la bouche et de la gorge, une médication antiseptique, moins active et moins altérante, localement parlant, que la médication précédente.

Cette médication nouvelle, lorsque la guérison de l'angine diphtéritique est obtenue, nous est commandée par la prudence, afin de prévenir une récidive. Elle consiste : 1° en badigeonnages répétés 3 ou 4 fois dans les 24 heures, avec un mélange d'acide salicylique et de glycérine au 1/30°; 2° en lavages de la bouche avec une solution d'acide borique à 3 pour 100.

II. Régime. — Surveiller avec soin l'alimentation des malades et s'efforcer de soutenir leurs forces en prescrivant de l'extrait mou de quinquina, du vin de Bagnols, du café, du rhum, tous médicaments réputés toniques.

Le Gendre.

Prescrire un collutoire antiseptique :

Borate de soude...........	} ââ	5 gr.
Chlorate de potasse.		
Acide phénique	25 centigr.	
Glycérine	10 gr.	
Miel blanc.	30 —	

Mêlez et faites dissoudre. Avec un pinceau trempé dans ce collutoire, on touche le fond de la gorge, dans le cas d'angine diphtéritique.

Enlever sans violence les fausses membranes et badigeonner avec un tampon imbibé de :

Naphtol. . . . . 5 gr.
Alcool. . . . . 5 —
Glycérine . . . . 100 —

Puis faire des irrigations, toutes les 2 heures, avec la solution suivante :

Eau . . . . 1000 gr.
Naphtol. 30 centigr.

Après une sensation de chaleur vive, apparaissent l'anesthésie de la muqueuse et la réfrigération.

DYSPEPSIE.

Descroizilles.

Dyspepsie par défaut d'acide. — Prescrire :

Acide chlorhydrique . . . . 50 centigr.
Vin de quinquina. . . . . 50 gr.

Par cuillerées à café.

Dyspepsie par excès d'acide. — Prescrire :

Bicarbonate de soude. . . . . 2 gr.
Teinture de rhubarbe . . . . 6 —
Sirop de chicorée . . . . 20 —
Infusion de colombo . . . . 60 —

Par cuillerées à café.

Jules Simon.

Donner à chaque tétée, une pincée de carbonate de magnésie.

Chez les enfants plus âgés, donner matin et soir :

Nº 1. Carbonate de magnésie . . 1/2 cuillerée.

Nº 2. Eau de chaux . . . . 10 à 15 gr.

dans une potion prise en 24 heures.

Nº 3. Teinture de rhubarbe . . . . . . 10 gr.
    —   belladone . . . . . . 5 —
    —   noix vomique . . . 1 —

Nº 4. *Gouttes apéritives :*
    Teinture de quinquina . . . . . . 20 gr.
    —   gentiane . . . . 5 —
    —   cascarille . . . . 5 —
    —   benjoin. . . . . 2 —
    —   noix vomique. . . . . 1 —

Mêlez. — V à X gouttes, dans une petite quantité d'infusion de camomille. — Prises avant chaque repas, elles ont pour effet de stimuler l'appétit.

Dyspepsie avec constipation. — Prescrire :

Poudre d'yeux d'écrevisses . . . . 20 centigr.
Magnésie calcinée. . . . . 15 —
Rhubarbe. . . . . , ... 10 —
Noix vomique . . . . 5 —
Pepsine . . . . 5 —

Pour un cachet.

Dyspepsie douloureuse. — Prescrire :

Teinture de colombo. . . . . } àà 5 gr.
    —   cascarille . . . . . . }
    —   belladone. . . . . 2 —
Élixir parégorique . . . . 5 —

X gouttes avant chaque repas, dans un peu d'infusion de camomille froide.

Dyspepsie liée à la chlorose, aux approches de la menstruation. — Prescrire :

Poudre de quinquina . . . . . . } àà 10 **gr.**
Craie préparée . . . . }

> Rhubarbe. . . . . 5 gr.
> Sous-carbonate de fer . . . . 4 —

Une pincée pendant le repas.

Dyspepsie avec atonie et spasme. — Prescrire :

> Craie préparée. . . . . 50 centigr.
> Colombo. . . . . 20 —
> Rhubarbe. . . . . 10 —
> Codéine . . . . 1 —
> Noix vomique . . . . 10 —

Pour un paquet.

Dyspepsie avec météorisme. — Prescrire :

> Sous-nitrate de bismuth. . . . . 4 gr.
> Laudanum de Sydenham . . . . 1 goutte.
> Sirop. . . . . , ... 20 gr.
> Eau de gomme. . . . . 100 —
> — chaux. . . . . 10 —

Par cuillerées à bouche.

Hutinel.

Le lavage] de l'estomac et de l'intestin donne de très bons résultats dans les dyspepsies gastro-intestinales toxiques, c'est-à-dire provoquées par l'ingestion de lait de mauvaise qualité. En y joignant le calomel, on combat avantageusement les fermentations de l'intestin grêle que ne peut combattre le lavage.

ÉCLAMPSIE INFANTILE.

Jules Simon.

Donner un lavement purgatif pour évacuer l'intestin.

Si la convulsion cesse, donner un vomitif.

Si la convulsion persiste, donner un lavement avec :

    Chloral...................... 50 centigr.
    Camphre..................... 1 gr.
    Teinture de musc .... XX gouttes.

Ces moyens suffisent souvent à produire une accalmie. Sinon, il faut agir sur la sensibilité générale en faisant respirer sur un mouchoir quelques gouttes d'éther ou de chloroforme. Quand l'attaque cesse, on supprime ces inhalations, on les renouvelle ou on les continue au cas contraire. Elles n'offrent pas les dangers que craignent bien des gens.

Si la crise continue malgré tout, essayez de faire absorber par la voie buccale et par petites doses pendant les 24 heures, ou sinon par la voie rectale en deux, trois, quatre lavements à une heure d'intervalle, la potion calmante qui suit :

    Hydrate de chloral............. 1 gr.
    Bromure de potassium........... 1 —
    Alcoolature de racine d'aconit.... X gouttes
    Sirop de codéine..............,...... 5 gr.
    Teinture de musc.............. X gouttes
    Eau de fleurs d'oranger......... 100 gr.

Cette révulsion générale de la peau peut amener la résolution du mal.

Ne l'y laisser que trois heures, le remplacer pendant une heure par un cataplasme de fécule, et ensuite par un pansement à la vaseline.

Les raisons de ces divers moyens sont faciles à concevoir : par les laxatifs et les vomissements, on cherche à supprimer la cause d'excitation du tube digestif ; par les inhalations et la potion, on veut atténuer l'éréthisme nerveux, et, du même coup, éviter les ruptures capillaires du cerveau ; par la révulsion, on veut éloigner aussi de cet organe une congestion capable d'accidents.

Si la maladie persiste cependant, ne pas se décourager, avoir foi dans son intervention, renouveler les lavements, continuer les inhalations, appliquer un emplâtre épigastrique et le plus souvent le petit malade guérira tout à fait, sans grands frais d'imagination thérapeutique, à la condition de combattre la cause principale, originelle, de l'éclampsie.

Si les accès reparaissent, bain sinapisé, que le médecin donnera lui-même, pourvu qu'il n'y ait pas de fièvre.

Si les attaques persistent, mettre à la nuque un petit vésicatoire.

Convulsions d'origine albuminurique et urémique. — I. TRAITEMENT EXTERNE. — Émissions sanguines. 3 à 4 sangsues derrière l'oreille, chez un enfant de 3 à 5 ans, ou ventouses scarifiées sur les reins, de manière à enlever 50 à 60 grammes de sang.

II. TRAITEMENT INTERNE. — Administrer :

Bromure de potassium	1 à 2 gr.
Musc.	10 centigr.
Eau de laurier-cerise.	15 gr.
Sirop de codéine	5 —
Sirop.	Q. S. pour sucrer.
Eau de tilleul.	100 gr.

III. TRAITEMENT PROPHYLACTIQUE. — Chez les enfants nerveux, donner de temps à autre, pendant 3 ou 4 jours, bromure de potassium, 20 à 30 grammes.

ECTOPIE TESTICULAIRE.

Felizet.

Deux classes, suivant que le testicule est mobile ou fixé.

Dans la première classe, la glande est à peu près
normale, quant à sa forme, son volume et sa consistance. Le testicule se promène dans le couloir inguinal,
et s'il ne descend pas dans le fond des bourses, cela
tient à ce que sa loge n'est pas suffisante, ou bien
encore à la petitesse du cordon. Dans ces cas, l'intervention est simple et consiste dans la réfection de la
vaginale, la fixation du testicule au fond des bourses
et même la suture du cordon à la paroi. Avec ce procédé, on a, à coup sûr, des résultats excellents.

Mais dans la seconde classe, la fixité de la glande a
amené son atrophie, sa malformation ; elle est, de plus,
douloureuse. Quelquefois le canal déférent est trop
court, ou bien c'est l'épididyme qui se trouve dissocié.
Le massage, même sans le chloroforme, est impuissant à faire descendre le testicule ; de plus, il y a,
pour ainsi dire, toujours hernie concomitante et qui
peut devenir dangereuse, insidieuse. C'est la glande,
du reste, dans un état piteux, qui sert de bouchon et
empêche l'intestin de descendre. Dans ces cas, la castration est très souvent nécessaire.

Si on ne peut pas guérir sans opération sanglante ;
s'il y a des douleurs très vives dues au choc répété du
testicule contre l'anneau, lequel choc est amené lui-
même par les contractions du cremaster, et produit
une véritable contusion de l'anneau ; enfin s'il y a des
vomissements, des syncopes, extirper les muscles cremaster que l'on trouve très développés, surtout dans
leur faisceau externe et faire la suture des piliers de
l'anneau, ce qui bouche l'orifice herniaire ; ne laisser
que juste le passage du cordon. Cette suture a encore
pour effet de créer une sorte de varicocèle expéri-
mental ; le testicule se greffe et descend facilement
les jours suivants. Employer des fils d'or pour la suture des piliers.

A. Broca.

Voici une ectopie sans hernie, sans accident aigu : faut-il dès la première enfance la soumettre à une thérapeutique sanglante? Avec la majorité des chirurgiens, je ne le pense pas.

Il faut d'abord essayer de moyens plus doux, dont l'efficacité est démontrée : on fera sur la région inguinale des massages réguliers, grâce auxquels le testicule franchira l'anneau. Ce résultat obtenu, on le maintiendra par l'application d'un bandage au-dessus du testicule, on le perfectionnera par des tractions exercées sur la glande séminale et le cordon. On répétera ces manœuvres avec patience, espérant qu'elles favoriseront le travail de migration tardive qui parfois se fait spontanément aux environs de la puberté. Vers cet âge, on ordonnera au sujet les exercices corporels violents, qui sont connus pour avoir provoqué quelques descentes tardives. Souvent, il est vrai, c'est au prix d'une hernie, mais cela ne nous effraie plus aujourd'hui : nous savons en faire la cure radicale.

Lorsque, malgré ces moyens de douceur, le testicule reste dans le trajet inguinal, ou même reste oscillant, on devra recourir à l'intervention sanglante et, si aucune complication ne vient forcer la main du chirurgien, on choisira de préférence l'âge de 12 à 14 ans, c'est-à-dire l'âge passé lequel on ne peut plus guère compter sur les descentes tardives.

MANUEL OPÉRATOIRE. — Par une incision semblable à celle de la cure radicale de la hernie inguinale, on met à nu, puis on fend le canal inguinal. Le testicule étant ainsi abordé, on fait, s'il y a lieu, la dissection et l'ablation du canal péritonéo-vaginal perméable, habité ou non par une hernie, et parmi les éléments du cordon de la sorte isolés, on détruit avec l'ongle, et au besoin avec la pointe du bistouri et des ciseaux, les trousseaux fibreux qui s'opposent à la mobilisation de la glande séminale. Cela fait, on voit si le cordon, réduit au canal déférent et aux vaisseaux spermatiques, permet ou non l'abaissement de l'organe. Dans le premier cas, on logera le testicule dans les bourses, après avoir détruit une cloison transversale qui en ferme souvent la base. Dans le second cas, rare d'ailleurs, on ne pourra obtenir qu'une descente incomplète.

Le testicule une fois logé dans le scrotum, il s'agit de l'y maintenir. Il est aisé de l'empêcher, à coup sûr, de remonter dans le trajet inguinal : il suffit de faire une suture exacte du canal inguinal, en ayant soin de prendre toute l'épaisseur des tissus, comme après une cure radicale de hernie; deux ou trois points de suture en capiton, à la soie moyenne, sont, ce qui convient le mieux.

Mais est-il possible de faire plus, de forcer le testicule à habiter le fond des bourses et non point la proximité de l'anneau externe oblitéré? On l'a tenté par la suture, en terminant, par conséquent, la descente artificielle par une orchidopexie. Certains auteurs ont passé à la fois dans le tissu cellulaire des bourses et dans les restes de la tunique vaginale un fil de soie ou de catgut; d'autres ont fait passer ce fil entre le testicule et l'épididyme.

Que cette suture perdue soit innocente, si le fil est aseptique, cela ne fait pas de doute, mais qu'elle soit réellement utile, la chose n'est pas démontrée. Voilà, bien évidemment, le testicule fixé à la face profonde de la peau du scrotum : mais a-t-il là une résistance qui fasse obstacle à sa rétraction progressive vers l'anneau?

J'avoue que je suis quelque peu sceptique, et ce serait mal connaître la rétraction cicatricielle que

d'espérer la vaincre définitivement par quelques jours
de traction post-opératoire immédiate; dans les opérations de ce genre que j'ai pratiquées, je me suis
borné à la descente artificielle avec suture exacte du
trajet inguinal, sans potence, sans traction élastique,
et même sans suture du testicule.

EMBARRAS GASTRIQUE.

Descroizilles.

Infusions :

```
N° 1. Rhubarbe................    10 gr.
      Eau sucrée..............   100 —
      Sirop de chicorée........    25 —

N° 2. Mannite................    10 gr.
      Essence de citron........   VI gouttes
      Sucre...................    15 gr.
      Eau de tilleul...........    80 —
```

A prendre en une ou plusieurs fois.
Débarrasser l'intestin avec :

```
Huile de ricin...........  }
Miel.....................  }  ãã 10 gr.
Eau de tilleul...........     70 —
```

S'il y a besoin de faire vomir l'enfant, prescrire :

```
N° 1. Émétique............    2 centigr.
      Poudre d'ipéca........   80    —
```

En 4 paquets. A faire prendre dans du pain azyme
à un quart d'heure d'intervalle.

```
N° 2. Poudre d'ipéca..........    1 gr.
      Sirop d'ipéca...........  100 —
```

Une cuillerée à café, de quart d'heure en quart d'heure, jusqu'à effet vomitif.

ENFONCEMENTS ET FRACTURES DU CRANE CHEZ LE FŒTUS.

Boissard.

Inciser le cuir chevelu, au niveau de la suture fronto-pariétale, faire une boutonnière à la lame fibreuse qui réunit le frontal au pariétal, et, introduisant par cette ouverture une sonde cannelée légèrement recourbée, atteindre, en rasant la face interne du frontal, la partie déprimée, qu'on relève progressivement. A peine l'enfoncement a-t-il disparu que l'enfant respire.

ENTÉRITE.

Grancher.

Administrer d'abord le calomel.

Administrer ensuite le salol : le salol est un bon antiseptique dans les affections intestinales; quelquefois, il est inefficace : il est bon alors de l'associer à un autre antiseptique; rarement le salol produit l'intoxication : il est nécessaire par conséquent de bien déterminer les limites, au delà desquelles son administration peut être dangereuse. Quant aux doses auxquelles il faut administrer le salol, se guider d'après l'individualité de chaque malade.

Employer les bains froids à la température de 30 à 32°. Ces bains doivent être administrés, dès que la température de l'enfant dépasse 39°,5.

Dujardin-Beaumetz.

L'opium est une substance anexosmotique par excellence ; en même temps, il affaiblit les mouvements péristaltiques. Mais il faut être extrêmement prudent avec le laudanum. Il ne faut pas dépasser I ou II gouttes.

ÉPILEPSIE HÉMIPLÉGIQUE.

Bourneville.

I. TRAITEMENT INTERNE. — Prescrire les anti-spasmodiques : le malade doit prendre une cuillerée de l'élixir polybromuré d'Yvon, chaque jour pendant une semaine, puis deux cuillerées pendant deux semaines, etc., mais l'âge des malades ne permet pas d'aller au delà de 4 cuillerées par jour; l'élixir est alors suspendu pour être rétabli une semaine plus tard.

II. TRAITEMENT GÉNÉRAL. — Sitôt que la température le permet, d'avril à novembre, traitement hydrothérapique journalier.

ÉRYSIPÈLE DES NOUVEAU-NÉS.

Variot.

Des bains antiseptiques tièdes, des applications de compresses imprégnées de liqueur de van Swieten, soulagent les petits patients.

Outre l'allaitement, donner des potions avec un peu d'alcool, afin de soutenir les forces.

EXOSTOSES DE CROISSANCE.

Le Dentu.

Il faut partir de ce principe que la contracture musculaire est la cause réelle de la douleur, dans la majorité des cas. Chez un malade, porteur d'une exostose qui siégeait en avant et un peu en dedans du condyle externe du fémur, tous les muscles de la cuisse étaient contracturés; la douleur extrêmement vive rendait la marche et la station même impossibles. Nous eûmes l'idée de pratiquer la section sous-cutanée du vaste externe manifestement contracturé et qui pressait sur la tumeur; la douleur disparut et le malade put reprendre ses occupations.

Terrier.

La cause de la douleur est la dilatation forcée du périoste par l'exostose, de là un nouveau mode de traitement : incision du périoste, qui est appliqué sur la tumeur.

FIÈVRES INTERMITTENTES.

Legroux.

Injections sous-cutanées de quinine, aussitôt après l'accès. On évite ainsi les vomissements et les troubles gastro-intestinaux.

Employer la formule suivante :

    Chlorhydrate acide de quinine...... 2 gr.
    Eau distillée et bouillie.......... 8 —

Le contenu d'une seringue de Pravaz représente 25 centigrammes du sel quinique.

Dose : 2 à 3 seringuées par jour.

On doit pratiquer ces injections, selon les règles d'une antisepsie sévère, avec une canule en platine évidée et préalablement flambée et avec des solutions aseptiques. Ce sont des conditions de succès.

FIÈVRE TYPHOIDE CHEZ LES ENFANTS.

Jules Simon.

I. TRAITEMENT HYGIÉNIQUE. — En première ligne, se place l'hygiène du typhique ; dès que le diagnostic est fait, il faut autant que possible, faire changer le malade de chambre et de lit matin et soir. En même temps, prescrire des lotions, faites, matin et soir, sur tout le corps, avec de l'eau à 30°, aromatisée (thymol, eau de Cologne), mais, pour peu que la température du malade s'élève et atteigne 40°, répéter les lotions plus fréquemment. Ces lotions doivent être faites rapidement à l'aide d'une éponge, d'abord sur la partie antérieure du corps, ensuite sur la partie postérieure ; aussitôt après, envelopper l'enfant dans une couverture, afin d'obtenir une réaction légère.

J'emploie ce traitement des lotions, rendues plus fréquentes à mesure que la température s'élève, toutes les fois que l'hyperthermie ne s'accompagne pas d'un phénomène d'intoxication profonde, quand le système nerveux n'est pas gravement atteint.

Si chez un enfant, on observe, en même temps qu'une température élevée, des phénomènes ataxo-adynamiques, il faut prescrire des bains, d'abord à 35° et d'une durée d'un quart d'heure, puis, progressivement, abaisser la température des bains à 25°. Les bains sont renouvelés, en principe, toutes les 3 heures, mais cette règle n'a rien d'absolu, et d'une manière générale on se laisse guider par la marche de la température, et on renouvelle plus ou moins souvent le bain, suivant que l'hyperthermie se reproduit plus ou moins vite.

Cette pratique donne, en général, de bons résultats.

S'abstenir de bains quand l'hyperthermie restera à l'état isolé ; l'élévation de la température, quand elle existe seule, a peu d'importance chez l'enfant.

A cette thérapeutique, ajouter l'usage d'un lavement, matin et soir ; si les selles sont fétides, prescrire un lavement avec l'eau boriquée ou légèrement aromatisée.

Comme boisson, de la limonade ou de l'orangeade ; comme alimentation, pendant toute la période fébrile, exclusivement du bouillon. Le lait ne doit pas être employé à tout propos dans la fièvre typhoïde de l'enfant ; excepté dans quelques cas, il est mal dirigé, son administration s'accompagne d'une légère exacerbation de la fièvre ; aussi je préfère le réserver pour la convalescence. A une période avancée de la maladie, je prescris l'eau rougie et une potion avec du rhum, de l'eau-de-vie ou du malaga.

II. Traitement médicamenteux. — Si le petit malade est agité, prescrire la potion suivante à prendre, par cuillerées à dessert régulièrement espacées, dans les 24 heures.

Hydrate de chloral...........	50 centigr.
Teinture de musc............	XX gouttes
Eau de tilleul.............	80 gr.
Sirop de fleurs d'oranger	20 —

Je préfère le chloral au bromure, parce que ce dernier sel trouble plus les fonctions digestives.

Si l'enfant se plaint de céphalée, je lui fais prendre une petite dose de sirop de codéine ; mais, c'est là la seule préparation opiacée à employer dans la fièvre typhoïde de l'enfant. L'extrait de quinquina, qu'on prescrit si souvent dans la fièvre typhoïde de l'adulte, ne doit pas être administré, chez l'enfant Souvent, en effet, l'extrait de quinquina trouble, chez lui, les fonctions digestives et provoque une diminution de l'appétit pour les aliments que nous pouvons prescrire.

A partir du quinzième jour, prescrire le perchlorure de fer de la manière suivante ; d'abord I goutte toutes les 2 heures, puis II gouttes au bout de 2 ou 3 jours. Ces gouttes doivent être administrées dans un peu d'eau, sucrée ou non, après les premières gorgées de bouillon, puis, quand elles ont été prises, le malade achève la tasse de bouillon. Le perchlorure de fer est un médicament d'une grande valeur dans la fièvre typhoïde de l'enfant. Non seulement il agit comme tonique, mais encore il semble faciliter la digestion des aliments et, à ce titre, il doit être continué pendant la convalescence.

Dès le début, prescrire le sulfate de quinine, dans tous les cas de fièvre typhoïde de l'enfant ; continuer l'usage pendant le cours de la maladie et ne le supprimer qu'après la défervescence définitive. Les doses varieront avec l'âge des malades et les phénomènes physiologiques provoqués par le médicament.

L'antisepsie intestinale doit être instituée dès le début de la maladie.

Mais avant de l'instituer, c'est-à-dire avant d'appliquer sur toute la surface de la muqueuse intestinale, un pansement modificateur et antiseptique, il convient de nettoyer cette muqueuse. Il faut donc administrer au typhique, dès que la maladie est confirmée, une dose de calomel, proportionnée à l'âge du petit malade. Cette dose varie entre 30 et 60 centigrammes : il suffit de 2 ou 3 prises pour provoquer une légère purgation. Par l'emploi même du calomel, on fait déjà de l'antisepsie.

Le lendemain, on commence l'administration du naphtol et du salicylate de bismuth.

Il n'est pas nécessaire d'associer toujours les deux médicaments.

Le salicylate de bismuth n'est réellement indiqué que quand les selles sont très abondantes, quand la diarrhée est intense.

Si, au contraire, le flux intestinal est modéré ; si, par exemple, le nombre des garde-robes n'excède pas le chiffre de 3 ou 4 par jour, il n'y a vraiment pas indication de donner du bismuth. Il faut, en effet, considérer l'utilité de l'évacuation régulière des matières putrides intestinales, et savoir la respecter.

S'il existe une *diarrhée* de *moyenne intensité*, prescrire toutes les heures un des paquets suivants :

Naphtol β . . . . 2 gr.

F. s. a. et diviser en 10 paquets.

Mais si la *diarrhée* est *forte*, il s'établit une véritable spoliation séreuse, qui a pour l'organisme deux fâcheuses conséquences. D'abord, elle l'affaiblit, ensuite, elle diminue la diurèse, et s'oppose ainsi à l'élimination par le rein d'une partie des poisons engendrés par la maladie. Dans ces cas, il y a donc intérêt à diminuer la diarrhée.

Si la *diarrhée* est *abondante*, faire ingérer d'heure en heure un des paquets ainsi formulés :

Naphtol β. . . . . } āā 2 gr. 50
Salicylate de bismuth . . . . . . }

Pour 10 paquets. — Chaque paquet contient 25 centigrammes de chacune des deux poudres.

Les doses, on le voit, sont minimes, et leur petit volume n'est pas un de leurs moindres avantages.

Chez l'enfant, en effet, l'administration des médicaments n'est pas toujours facile.

Comment administre-t-on cette poudre ? — On peut la faire prendre de deux façons : soit dans du pain azyme, et ce mode convient de préférence aux enfants déjà âgés, capables d'avaler facilement un médicament qu'on leur présente ; soit simplement dans un peu de lait sucré, en délayant bien dans une cuiller à bouche ou un gobelet la petite quantité de poudre à faire prendre. On peut aussi masquer le léger goût du médicament, en le donnant à l'enfant dans une cuillerée de la potion de Todd.

S'il y a de la *constipation*, remplacer le salicylate de bismuth par le salicylate de magnésie :

$$\left.\begin{array}{l}\text{Naphtol } \beta \dots \\ \text{Salicylate de magnésie} \dots\end{array}\right\} \text{ ää 2 gr.}$$

Pour 10 paquets, à prendre en 24 heures.

De temps à autre, quelques prises de poudre de calomel sont aussi indiquées.

Descroizilles.

1° S'il y a des phénomènes ataxiques, prescrire :

Teinture de musc	1 gr.
— de cannelle	2 —
Sirop de morphine	20 —
— simple	10 —
Eau de tilleul	60 —

Par cuillerées à café.

2° Contre l'*adynamie*, prescrire :

Teinture de cannelle	10 gr.
Sirop d'écorces d'oranges amères	30 —
Vin rouge	70 —

A. Robin.

Benzoate de soude	25 à 50 centigr.
Sirop de cannelle	15 gr.
Looch blanc.	50 —

Par cuillerées à bouche.

Sevestre.

Les bains froids ne doivent pas être prescrits d'une façon systématique ; ils ne sont utiles que dans les cas graves et il faut alors surveiller leur emploi d'une façon très rigoureuse.

FRACTURES.

Gérard-Marchand.

Fractures de l'extrémité inférieure de l'humérus. — Il y a deux temps principaux : l'*immobilisation* dans l'extension et la supination ; l'*immobilisation* dans la flexion.

Les fractures se consolident avec rapidité chez les enfants, grâce à la vitalité plus grande des os dans le jeune âge, c'est-à-dire à la vascularité de leur tissu et de leur périoste. De cette vascularité, en rapport avec la force d'accroissement du tissu osseux, résulte une plasticité plus grande des liquides épanchés, et une rapidité plus réelle dans la formation des molécules osseuses. Mais toutes ces circonstances amènent presque forcément une exubérance du cal ; il importe donc que le cal, en se développant, n'empêche pas la complète liberté du mouvement.

Le bras est mis en extension et en supination pendant 10 jours environ. Si nous laisssons le bras dans cette position, nous nous exposons à ce que le cal formé par la réunion des fragments devienne exubérant, et empêche ensuite les mouvements de flexion. Si, au bout de 10 jours, au contraire, nous enlevons l'appareil, et si nous fléchissons l'avant-bras sur le bras, nous franchirons ou nous écraserons le cal encore mou qui a pu se former, et nous n'aurons plus à craindre d'avoir l'ankylose si redoutée en extension.

GAVAGE DES ENFANTS.

Tarnier.

Si le nouveau-né est trop faible pour prendre le sein, on lui donnera le lait à la cuiller.

S'il ne peut téter ni boire, il faudra le *gaver*, soit avec le lait de la mère, soit avec du lait d'ânesse, soit enfin, faute de mieux, avec du lait de vache, coupé de trois quarts ou de moitié d'eau sucrée à raison de :

    Sucre .... 2 gr.
    Eau .... 100 —

Huit grammes toutes les heures suffisent pour un gavage, lorsque l'enfant est très petit et qu'il est loin du terme.

GRIPPE.

Aug. Ollivier.

La cause prédisposante par excellence est le froid humide; il faut tout faire pour s'en défendre. Les débilités de toute sorte, les tuberculeux, les cardiaques, les diabétiques, etc., doivent plus que tous les autres éviter les occasions de refroidissement.

Administrer l'huile de foie de morue comme agent préventif :

Faire prendre aux enfants de 1 à 4 cuillerées à café d'huile ; chez les adultes et les vieillards, 2 à 3 cuillerées à soupe. Prendre l'huile au milieu du premier déjeuner ; employée de cette façon, l'huile de foie de morue est bien supportée et ne provoque ni dégoût, ni vomissements. L'huile de foie de morue exerce une action tonique puissante sur l'organisme et lui permet de mieux se défendre contre le froid humide.

Comby.

Donner l'antipyrine et la quinine, associées ou isolées.

Associer le sulfate de quinine à l'antipyrine, en petits cachets contenant 10 centigrammes de chaque médicament ; en donner 3 ou 4 par jour.

Éviter les fortes doses d'antipyrine, pour échapper à l'intoxication thérapeutique.

Prescrire des évacuants dans tous les cas : aux enfants qui vomissent et qui toussent, administrer la potion d'ipécacuanha, à la dose de 1/2 gramme ou 1 gramme —, suivant l'âge, — dans un demi-verre d'eau sucrée.

A ceux qui présentent surtout l'état saburral et la constipation, donner des purgatifs, le calomel ou la scammonée, à la dose de 50 centigrammes ; l'huile de ricin, à la dose de 15 grammes.

Quand les symptômes d'embarras gastrique se prolongent, revenir à la médication évacuante et ajouter 3 ou 4 cachets contenant chacun 20 centigrammes de naphtol et 20 centigrammes de salicylate de bismuth.

A tous, faire garder le lit ou la chambre, et faire

suivre une diète mitigée : lait, bouillon, tisanes.

Nécessité d'un régime réparateur pendant la convalescence et d'une thérapeutique stimulante et tonique : œufs, laitage, purées de viande et de légumes ; sirop d'iodure de fer, huile de morue, bains salés, séjour à la campagne, etc.

HÉMIPLÉGIE SPASMODIQUE INFANTILE.

Bourneville.

Dans le cas d'apoplexie récente, les exercices des jointures des membres paralysés donnent de bons résultats ; le massage articulaire pourrait donc rendre de la souplesse aux membres et diminuer les raideurs des articulations. Mais le massage doit être fait d'une façon régulière et suivi avec soin.

Pratiquer chaque matin pendant un quart d'heure, une série de mouvements alternatifs de flexion et d'extension dans toutes les articulations des membres du côté paralysé et principalement dans celles qui sont le plus atteintes.

Pendant le massage, la raideur diminue, quelquefois même disparaît complètement, après quelques mouvements, pour se reproduire aussitôt après l'opération interrompue.

HERNIE.

De Saint-Germain.

La hernie constatée, que doit-on faire ? Si l'on n'écoutait que les parents dont l'inquiétude est extrême et qui attribuent à la hernie toutes les indispositions

auxquelles leur enfant peut être soumis, on s'empres-
serait de les satisfaire en conseillant de suite l'emploi
d'un bandage, et la plupart de ceux qui ne viennent
nous voir qu'en deuxième ou troisième lieu nous amènent de malheureux enfants munis d'appareils en
caoutchouc, dits en fer à cheval, dont je ne saurais
assez déconseiller l'emploi.

Ou bien, en effet, ils serrent suffisamment, et alors
ils déterminent un érythème, suivi souvent par l'excoriation, l'ulcération, voire même le sphacèle de la peau,
ou bien ils ne serrent pas et alors ils ne servent absolument à rien.

Voici ma ligne de conduite : je demande invariable-
ment aux parents l'âge de leur enfant. Au-dessous
d'un an, je proscris entièrement le brayer; à partir
d'un an, âge auquel la peau présente une résistance
plus grande qu'à la naissance, je conseille le port
d'un bandage à ressort, qui dans aucun cas ne saurait
être le bandage de caoutchouc, en fer à cheval.

Mon opinion, par rapport à l'abstention du bandage au-dessous d'un an, n'est pas partagée par tous
mes collègues. Ces affirmations, si respectables qu'elles
soient, ne sauraient prévaloir sur les résultats inva-
riables de mon expérience personnelle. Je concède, à
la rigueur, que l'enfant d'une de ces familles riches,
scrupuleuses, méticuleuses, et désirant passionnément
une prompte guérison, puisse être amené, à force de
soins, de propreté, de vigilance, à supporter un petit
bandage; mais si l'on songe à la négligence des nourrices, à la légèreté et à l'insouciance de certains parents, on arrive à se faire une prompte idée des mé-
comptes et des surprises douloureuses auxquels on
s'expose, en permettant l'usage d'un bandage à ressort dans un âge si tendre. Quant au bandage en fer
à cheval, je le condamne absolument. C'est une amu-
sette et un trompe-l'œil.

Deux précautions qui ont leur importance, par rapport à l'application des bandages aux petits hernieux.

La première est relative à ceux, et ils sont en grand nombre, qui retiennent difficilement les épanchements d'une vessie impatiente et qui inondent régulièrement leur appareil. Pour ceux-là, la pelote dite en gomme est de rigueur.

L'autre précaution consiste en l'addition, à la pelote du bandage, d'une petite housse de toile qui l'enveloppe absolument, que l'on change dès qu'elle est salie et qui empêche l'irritation produite par le frottement de la peau de chamois sur le tégument externe de l'enfant.

HERPÈS VACCINIFORME.

Alfred Fournier.

Lotions à l'eau boriquée ou à la liqueur de Labarraque étendue de six parties d'eau. Sécher, puis recouvrir d'une poudre isolante, de ouate, de taffetas imperméable.

HYPERTROPHIE DES AMYGDALES.

Quénu.

Généralement les enfants sont dociles.

Voici comment nous procédons.

Le galvano-cautère est placé sur une table à côté de nous et réglé de manière à porter le couteau au rouge vif.

Le sujet est assis en face du jour et placé comme pour l'examen laryngoscopique, la tête fixée par un aide et la gorge bien éclairée.

Assis nous-même en face de l'opéré, nous déprimons de la main gauche la langue avec un abaisse-langue ordinaire coudé à angle droit, et, tenant la manette de la main droite, nous procédons à la cautérisation des amygdales.

Après avoir essuyé l'amygdale avec un peu de coton hydrophile monté sur une pince, on porte le cautère à froid sur l'amygdale, une simple pression sur la pédale suffit pour porter au rouge vif le petit cautère. Nous enfonçons alors celui-ci en plein tissu amygdalien; généralement dans la première séance, nous usons du cautère en pointe avec lequel il est facile de pénétrer jusqu'au centre de l'organe et de le sectionner comme avec un couteau. Il faut avoir soin en retirant le cautère de continuer à le chauffer légèrement, afin de le dégager des petites escarres qui lui adhèrent. Si on ne prenait pas cette précaution, on produirait des déchirures très douloureuse de l'amygdale. Nous faisons ainsi dans chacune de ces glandes de 2 à 4 cautérisations profondes, suivant le volume de l'organe.

Au bout de 8 ou 15 jours, les escarres sont tombées et l'amygdale paraît alors divisée en trois, quatre ou cinq segments superposés et séparés les uns des autres par des sillons profonds.

Dans la deuxième séance et dans celles qui suivent, nous nous servons du cautère en spirale avec lequel nous détruisons tous les mamelons formés par les cautérisations précédentes.

Généralement il suffit de trois ou quatre séances, ainsi espacées de 8 ou 15 jours, pour détruire chaque amygdale.

La dernière est consacrée à la toilette de l'amygdale, qui consiste à égaliser avec le couteau en spirale la fossette provenant de la destruction de la glande.

Quelquefois nous le faisons tout de suite; mais, quand cela nous est possible, nous la renvoyons à un mois, pour permettre à la rétraction cicatricielle de s'opérer.

HYPERTROPHIE DU CŒUR.

Germain Sée.

Hypertrophie cardiaque de croissance. — I. Hygiène. — Entourer de petits soins les enfants atteints d'hypertrophie cardiaque ; diminuer leur travail physique et intellectuel ; les nourrir bien, les faire vivre au grand air, etc.

II. Traitement. — Employer la digitale, sous forme de macération froide de feuilles énervées et pulvérisées à la dose de 5 à 10 centigrammes ; elle est indiquée dans les formes arythmiques et les dilatations cardiaques, mais ne doit pas être prolongée.

L'iodure de potassium sera prescrit à la dose de 50 centig. à 1 gr. par jour, pendant des mois entiers.

Le muguet, qui ne s'accumule pas comme la digitale, pourra être donné pendant longtemps ; on emploie l'extrait aqueux à la dose de 1 gr. 50 par jour, ou la convallamarine, à la dose de 5 à 10 centigrammes chez l'adulte et 2 à 4 centigr. chez l'enfant. Elle est très soluble dans l'eau légèrement acidulée.

Aug. Ollivier.

Fausse hypertrophie du cœur. — S'il existe en même temps de la *chloro-anémie*, du *nervosisme* ou de la *dyspepsie*, instituer un traitement approprié.

Puis, sans tarder, recourir à la gymnastique, non pas à des tours de force capables d'aggraver les accidents morbides, mais à une gymnastique modérée, méthodique, portant spécialement sur les bras. Grâce à ce moyen, on fera contracter énergiquement les muscles inspirateurs et par là on accroîtra les dimensions de la poitrine, l'énergie de l'hématose, et on rendra la nutrition plus active.

Hypertrophie vraie. — Conseiller la vie calme, mais ne pas renoncer complètement à la gymnastique des bras, faite avec prudence ; dilater le thorax rétréci et donner au cœur plus d'espace pour se mouvoir.

J. Comby.

Repos prolongé.
Employer l'iodure de potassium.
Interdire l'usage des excitants, du thé, du café, de l'alcool, du tabac.

HYSTÈRIE INFANTILE.

Aug. Ollivier.

Devant la persistance des accidents, prescrire l'isolement, c'est-à-dire l'éloignement de l'enfant de la proximité de ses parents. Cet éloignement sera rigoureusement observé, sans entrevue, et pendant longtemps. Il peut suffire à faire disparaître les crises.

Pendant cet isolement, les petits malades seront plus sérieusement l'objet d'une sage hygiène ; on donnera d'une manière méthodique les bains et les douches froides quotidiennement. On pourra y joindre l'emploi de l'électricité statique. On multipliera les distractions, les jeux physiques, les exercices corporels.

Si l'enfant paraît très débilité, par exemple à la

suite d'une maladie antérieure, ou par la croissance, ajouter une médication reconstituante (huile de foie de morue, sirop d'iodure de fer et phosphate de chaux).

Descroizilles.

N° 1 Extrait de belladone........
Poudre de racine de belladone } àà 1 centigr.

N° 2 Musc...................... 1 gr.
Asa penda................ 1 — 50
Poudre de camphre.......... 50 centigr.
Extrait de gentiane.......... Q. S.

Pour 15 pilules. — En prendre 2 à 4 par jour.

N° 3. Teinture d'opium .... 50 centigr.
—   d'asa penda........... 5 gr.
—   de castoreum......... 4 —

Prendre V à X gouttes par jour.

ICTÈRE DES NOUVEAU-NÉS.

Porak.

L'ictère du nouveau-né est presque toujours *hémaphéique*. C'est une affection bénigne.

Dans quelques cas, il est *biliphéique* et reconnaît pour cause des lésions congénitales des voies biliaires.

L'ictère chez le nouveau-né est toujours symptomatique d'une affection du foie ; c'est un ictère vrai.

INCONTINENCE NOCTURNE D'URINE.

Félix Guyon.

Introduire dans l'urèthre une boule métallique : aller jusque dans la vessie et la retirer ensuite de la quantité nécessaire pour amener son talon au niveau de la portion membraneuse. Accrocher à la sonde le fil conducteur d'une petite pile à induction et appliquer l'autre pôle au-dessus du pubis. Le courant doit être assez faible et les intermittences pas trop rapprochées.

Durée de la séance : 2 à 5 minutes.

Dans le traitement de l'incontinence nocturne par l'électricité, on se propose surtout de fortifier le sphincter uréthral, on veut rendre la sensation uréthrale suffisante pour provoquer le réflexe cérébral et, par conséquent, la constriction du sphincter sans réveil.

La meilleure preuve qu'on y arrive, ce sont les nombreux succès obtenus par cette méthode.

Jules Simon.

Prescrire la belladone, s'il y a contraction vésicale exagérée.

Sirop de Tolu. . . . . } àà 60 gr.
    — de belladone . . . . . }

M. — Une cuillerée à café matin et soir.

S'il y a faiblesse musculaire péri-uréthrale, prescrire la noix vomique.

A. Ollivier.

Essayer l'électrisation du sphincter uréthral, telle qu'elle est pratiquée par le professeur Félix Guyon. Introduire dans l'urèthre une petite sonde à boule métallique, dont la portion uréthrale est isolée par une enveloppe de gomme.

Faire pénétrer la sonde dans la vessie, puis la retirer au point convenable, et la mettre en communication avec l'un des pôles de la pile, tandis que l'autre est appliqué sur le pubis ou sur le périnée. Faire passer un courant faible au début, sauf à en augmenter plus tard l'intensité. Douze à quinze séances en moyenne sont nécessaires pour arriver à un résultat favorable.

En cas d'échec, tenter d'administrer la belladone et la strychnine.

Descroizilles.

Faire des frictions sur l'hypogastre avec :

Sulfate de morphine . . . . } àà 50 centigr.
Vératrine. . . . . }
Axonge . . . . 30 gr.

Prescrire :

Extrait de belladone . . . . 10 centigr.
Poudre de gomme arabique. . } àà 25 gr.
  — de guimauve. . . . . . . }

Pour 10 pilules. — De 1 à 15 par jour.

Extrait de belladone. . . . . 5 centigr.
Camphre . . . . } àà 1 gr.
Castoréum. . . . . }

Pour 10 pilules. — Une tous les jours.

Sirop de belladone . . . . 50 gr.
  — de Tolu. . . . . } àà 25 —
  — d'althæa . . . . }

Par cuillerées à café. — De 2 à 8 par jour.

Sulfate de strychnine . . . . 6 centigr.
Sirop de sucre. . . . . 60 —
Eau . . . . 2 gr.

Par cuillerées à café. — De 1 à 10 par jour.

Strychnine . . . . 6 centigr.
Conserves de roses rouges. . . . . 1 gr.

Pour 20 pilules. — De 1 à 4 par jour.

Seigle ergoté . . . . 1 gr.

Diviser en 10 prises. — De 1 à 3, par jour, dans du pain azyme.

Ergotine . . . . 1 gr.
Poudre de réglisse . . . . }
Sirop de sucre . . . . }   àà Q. S.

Diviser en 20 pilules. — De 2 à 5 par jour.

Écorce en feuilles de Rhus aromaticus
    toxicodendron. . . . . 2 gr.
Alcool à 80°. . . . . 8 —

Préparer par déplacement et obtenir une teinture, dont on prendra de X à LX gouttes par jour.

Avec le *Rhus toxicodendron*, sur six cas, nous avons obtenu une seule fois une disparition complète, une autre fois une disparition temporaire, et dans un troisième cas une amélioration légère et de courte durée, tandis que chez les trois autres aucune amélioration n'est survenue.

INFECTIONS ET INTOXICATIONS.

Dujardin-Beaumetz.

Si, chez l'adulte, l'*infection* a pris de plus en plus le pas sur les autres processus pathogéniques, combien son rôle est plus grand encore chez l'enfant ! Celui-ci est un terrain vierge, ne possédant encore aucune des immunités que confèrent les vaccinations morbides successives. En outre, son organisme a tant de portes ouvertes! Je n'ai qu'à citer la plaie consécutive à la chute du cordon, qui peut être l'occasion de l'érysipèle et de la phlébite, les excoriations des fesses, des talons, favorisées par l'irritation des téguments au contact de l'urine et des matières fécales, les dermites eczémateuses provoquées souvent par une alimentation maladroite, mais qu'infecteront secondairement les microbes pyogènes, toujours présents, prêts à engendrer les gourmes impétigineuses, les angioleucites et les adénites.

Le rôle de l'antisepsie préventive dans la thérapeutique infantile est donc aussi considérable que le rôle des infections primitives (fièvres éruptives, coqueluche) et des infections secondaires (bronchopneumonies, otites, adénites).

L'*auto-intoxication* et les *toxi-infections* par le tube digestif tenant une des plus larges places dans la pathologie infantile, le médecin d'enfants doit être plus familiarisé que tout autre avec le maniement des agents antiseptiques.

Ajoutons que les *maladies vermineuses*, engendrées par le parasitisme animal, se voient beaucoup plus souvent chez l'enfant que chez l'adulte.

INJECTIONS SOUS-CUTANÉES.

Legroux.

La pratique des injections sous-cutanées chez les enfants est précieuse. Les injections de sels de quinine (le chlorhydrate de préférence), de caféine, d'ergot de seigle, d'éther, de créosote, sont localement bien supportées, à la condition qu'elles soient faites aseptiquement. Elles sont bien tolérées à des doses du médicament relativement élevées et donnent des résultats supérieurs à ceux qu'on obtiendrait par la voie gastrique, voie qui est souvent fermée, soit par l'indocilité ou l'inaptitude des malades, soit par l'intolérance de l'estomac.

INSOMNIE.

Jules Simon.

Essayer d'abord les préparations opiacées, fractionner les doses, commencer par des doses faibles, les élever graduellement et surveiller les effets.

Mais il ne faut pas donner l'opium à un enfant qui est constipé, qui a de l'anurie ou a qui a des démangeaisons; voilà les principales contre-indications.

Le laudanum de Sydenham sera donné aux doses suivantes :

Jusqu'à 6 mois	une 1/2 goutte.
De 6 mois à 1 an	1 goutte.
De 1 an à 2 ans	II —
Au-dessus de 2 ans	III —

On l'incorpore dans une potion de 120 grammes, à prendre par cuillerée à café toutes les demi-heures.

L'élixir parégorique est cinq fois moins actif.

Le sirop de codéine est un bon hypnotique, bien supporté par les petits enfants. A un an, une cuillerée à café dans une potion; au-dessous d'un an, une demi-cuillerée à café.

Chez les enfants dont le système nerveux est irrité, prescrire le bromure de potassium :

Jusqu'à 2 mois	5 à 10 centigr.
De 3 mois à 6 mois	20 —
De 6 mois à 1 an 1 2	30 à 40 —
A partir de 2 ans	1 à 3 gr.

A donner dans le potage du soir, en ayant soin d'interrompre la médication, après cinq ou six jours, pour la reprendre ensuite.

Le chloral est un bon médicament : donner :

Au-dessous de 1 an.........	30 centigr.
A 1 an	50 —
De 1 an 1/2 à 2 ans........	60 —
A partir de 2 ans	1 gr.

On prescrit, par la voie rectale :

Hydrolat de chloral.....	20 à 40 centigr.
Teinture de musc.......	
— de valériane...	āā XX gouttes.
Eau distillée	60 gr.

Donner un lavement simple pour nettoyer l'intestin, puis le chloral associé au camphre ou au musc dans un jaune d'œuf délayé dans une petite quantité d'eau.

Le chloral est mieux toléré quand il est administré par la voie rectale que par la bouche ; mais son action thérapeutique est moindre, d'où la nécessité de le donner à dose un peu plus élevée.

Le chloral convient surtout quand l'enfant est menacé de *convulsions*, qu'il a le hoquet ou des soubresauts ; l'insomnie n'est souvent, en effet, que le prélude des convulsions.

Si l'insomnie est causée par la *douleur* : antipyrine en lavement. Chez les enfants de 4 à 5 ans, débuter par 0^{gr},50.

Insomnie liée à des troubles digestifs. — Quand l'enfant tette, prescrire, au milieu de chaque tétée, une cuillerée à café d'eau de chaux ou de Vals dégourdie, et un laxatif léger.

Quand l'enfant est sevré, surveiller sa nourriture.

Au-dessus de deux ans : amers, vin de Chassaing, vin de rhubarbe, élixir de Grez. Tous ces remèdes seront coupés d'eau par parties égales.

Il est enfin d'autres hypnotiques que l'on ne doit pas négliger, tels que l'eau de laurier-cerise, le musc, l'éther, la valériane.

Huchard.

Uréthane.	20 centigr.
Eau de tilleul.	
-- de fleurs d'oranger	àà 20 gr.
Sirop simple.	

Une cuillerée à dessert, toutes les deux heures.

Descroizilles.

Sirop de codéine	10 gr.
— de Tolu.	20 —
Alcoolature d'aconit.	1 —
Eau de tilleul.	50 —

Une cuillerée à café, toutes les heures.

IRRITATION CÉRÉBRALE

Jules Simon.

État mental particulier, qui est assez fréquent chez les enfants et qui consiste dans une grande suractivité de l'intelligence; bien que les fonctions intellectuelles restent intactes, le petit malade est incapable de les utiliser, et cela sans qu'il y ait de lésion organique.

Les enfants atteints d'irritation cérébrale sont généralement tristes, un peu mélancoliques, ont une mobilité d'esprit telle qu'ils ne peuvent suivre les idées les plus simples, sont souvent cruels pour les animaux et, lorsqu'ils sont plus grands, peuvent devenir des incendiaires. Ils n'ont pas de jugement, parce qu'ils n'ont pas de mémoire. Ils ont pourtant une grande sensibilité des organes des sens. Les objets brillants les attirent; certains rythmes les calment; ils peuvent même associer certaines notions et ont souvent une certaine aptitude pour la musique et les chiffres, mais n'obtiennent quelque résultat que tant que le jugement n'intervient pas.

Leur humeur est extraordinairement capricieuse; ni les caresses, ni les brutalités ne modifient en rien les crises, pendant lesquelles ils perdent toute notion de la réalité, et qui peuvent cesser tout à coup sans qu'on sache pourquoi.

Cet état peut se produire chez des enfants tout jeunes, et se traduit alors par de l'excitation et des mouvements perpétuels.

La plupart de ces enfants ont en outre des convulsions épileptiformes. Ils ne présentent pas de grandes attaques, mais deviennent subitement rouges, perdent conscience, se frappent la tête et reviennent ensuite à eux. D'autres fois, la crise se traduit par une douleur vive, localisée, ou encore un mouvement impulsif.

Les bains ne paraissent pas très utiles, parce qu'ils semblent exagérer la sensibilité de la peau.

Le bromure de potassium à doses progressives est le plus sûr de tous les moyens. Chez un enfant de six mois, on peut en donner 60 centigrammes trois jours de suite, laisser un peu de repos et reprendre ensuite.

D'autres fois, l'iodure de potassium agit mieux. On en donne 40 à 50 centigrammes au même âge, et on peut alterner ainsi les deux médicaments.

Le mercure, la valériane peuvent être aussi essayés.

Quant à la révulsion, elle ne paraît pas favorable: les vésicatoires, qu'on serait tenté de mettre pour diminuer l'état congestif, sont, au contraire, une cause d'excitation.

Prescrire des ventouses sèches pneumatiques, le long du rachis.

Lavements fréquents.

Éviter l'électricité, le séjour à la mer.

Ces enfants doivent être isolés, car tout ce qui est pour eux une cause d'activité cérébrale doit être évité à tout prix. Les éloigner des réceptions et des fêtes et même des réunions enfantines.

LARYNGITE STRIDULEUSE.

Peter.

Il est un moyen bien simple, qui nous a rendu de nombreux services, et qui, dans un cas où la gravité persistante de l'oppression allait nous amener à faire la trachéotomie, a fini par triompher des accidents. On place, autour du berceau de l'enfant, sur des sièges élevés ou sur des tables, de façon qu'elles soient au niveau de son lit, trois ou quatre grandes cuvettes pleines d'eau bouillante, et on enferme tout le système dans les rideaux du lit.

Jules Simon.

Prescrire :

Nº 1. Kermès minéral....	5 à 10 centigr.
Alcoolature de racine d'aconit.........	} āā V à X gouttes.
Teinture de belladone	
Sirop de fleurs d'oranger...........	30 gr.
Eau de tilleul	120 —

Par cuillerées à dessert, de 1/2 heure en 1/2 heure.

9.

No 2. Poudre d'ipéca....... 0gr.30 à 1 gr.
     Sirop de violette........... 30 —
     Looch blanc............... 120 —-

Même mode d'administration.

No 3.   Alcoolature   de racine ⎱
            d'aconit .... ⎰   àà 5 gr.
         Teinture de belladone . ⎱

V gouttes, matin et soir. Augmenter d'une goutte
par jour jusqu'à XX.

No 4. Sirop de belladone...... ⎱
      — de codéine ...... ⎰ àà 10 gr.
      — de Tolu .... ⎱

Une cuillerée à café, matin et soir.

Descroizilles.

Prescrire :

Musc...................... 20 centigr.
Sirop .... 25 gr.
Eau de tilleul............. 60 —

4 à 6 cuillerées à café, par jour.

LEUCORRHÉE INFANTILE.

Descroizilles.

Faire des lotions avec :

No 1. Feuilles de noyer.......... 20 gr.
      Eau................. 400 —
      Vin rouge .... 40 —

No 2. Alun .... ⎱
      Sulfate de zinc......... ⎰ àà 4 gr.
      Eau .... 1 litre.

LIENTERIE.

Jules Simon.

N° 1. Poudre d'yeux d'écrevisses . .	1 gr.	
Bicarbonate de soude	0 — 50	
Magnésie calcinée	2 —	
Colombo pulvérisé.	0 — 30	
Noix vomique pulvérisée . . .	0 — 10	

Mêlez et divisez en 20 prises.

Une prise avant chacun des deux principaux repas, soit dans de l'eau, soit dans du pain azyme.

N° 2. Teinture de quinquina	5 gr.	
— de rhubarbe	2 —	
— de colombo.	2 —	
— de noix vomique. . .	50 centigr.	

Mêler. — De V à X gouttes, avant les deux principaux repas, dans de l'eau froide, ou dans de l'eau chargée de vin de quinquina.

Régime spécial, composé d'aliments réduits en pulpe, tels que pulpe de viande, pulpe de légumes cuits, œufs, et de temps en temps purée de pommes de terre ou de lentilles.

LIGATURE DU CORDON.

Budin.

Dans les cas où le cordon est gras et gélatineux, la ligature avec le fil ordinaire, même si elle est fortement serrée, peut être insuffisante pour empêcher l'hémorragie secondaire de se produire.

Recourir à la ligature élastique.

Le fil élastique qui semble devoir être préféré est celui qui mesure 2 millimètres à la filière Charrière,

Il exerce une pression continue et forte, qui, rendant les vaisseaux imperméables, empêche toute hémorragie secondaire. Il ne présente pas l'inconvénient de sectionner le cordon, comme on aurait pu le craindre.

LITHOTRITIE.

Félix Guyon.

Litholapaxie. — Employer des appareils peu volumineux et donner aux séances une durée maximum de 20 minutes; c'est la lithotritie rapide en plusieurs séances.

Cette nouvelle méthode est un perfectionnement considérable de la lithotritie ancienne; elle permet le broiement de pierres plus volumineuses, soustrait la vessie à une cause d'irritation en la débarrassant rapidement des fragments; l'emploi du chloroforme supprime la contractilité de la vessie et permet des séances plus longues.

Cependant la plupart des dangers de la lithotritie subsistent, et font que la litholapaxie est peu pratiquée, en France, chez les enfants; les hémorragies causées par les traumatismes opératoires d'une vessie enflammée sont à craindre; elles se produisent surtout pendant l'aspiration.

Pour obvier en partie à ces inconvénients, l'opérateur devra manier avec douceur des instruments d'un faible calibre, le broiement sera poussé aussi loin que possible; en un mot, il devra déployer une grande habileté, que donne seulement une longue pratique. Cette habileté nécessaire constitue peut-être le plus grand désavantage de la méthode.

Kirmisson

Litholapaxie. — Les jeunes chirurgiens, à cause des difficultés de la litholapaxie, devront apprendre avec soin le manuel opératoire de la lithotritie ancienne; ceux qui agiraient autrement s'exposeraient à de graves déceptions.

LOMBRICS.

Dujardin-Beaumetz.

```
No 1. Mousse de Corse . . . . . . . .   30 gr.
       Sirop . . . . . . . . . . . . . . .   30  --
       Eau bouillante . . . . . . . . .  160  --
```

Faire infuser une heure, passer, exprimer, ajouter le sirop. — A prendre en une ou deux fois.

```
No 2. Santonine pure . . . . . . . . . .  10 centigr.
       Pâte . . . . . . . . . . . . . . . . .  Q. S
```

Pour un biscuit. — 1 à 2 biscuits. Au-dessous de 5 ans, ne donner qu'un 1/2 biscuit.

Descroizilles.

```
No 1. Semen-contra . . . . . . . . )
       Mousse de Corse . . . . . }  àà 50 centigr.
       Sucre . . . . . . . . . . . . . )
```

Pour un paquet. — Prendre 2 à 4 paquets, chaque jour.

```
No 2. Mousse de Corse . . . . . . . .   4 gr.
       Sirop de chicorée. . . . . )
       Sirop simple . . . . . . . . }  àà 15  --
       Eau bouillante. . . . . . . . .  80  --
```

Par cuillerées à café.

Variot.

La décoction de semen-contra ou la semence elle-même sont très efficaces. Un purgatif sera donné après le semen-contra.

La santonine, qui est extraite du semen-contra, est plus active et sera maniée très prudemment.

LUXATION CONGÉNITALE DE LA HANCHE.

Lannelongue.

De toutes les tentatives faites pour guérir les luxations congénitales de la hanche, aucune n'a encore donné quelques résultats heureux, et cela est facile à comprendre quand on examine l'état anatomique des régions en cause. Cet examen montre, en effet, qu'il n'existe pas en réalité de cavité cotyloïde et que la tête fémorale est plus ou moins déformée. On comprend qu'en cherchant à mettre en contact de pareilles surfaces on échoue constamment.

Par les méthodes opératoires, les résultats ne sont pas meilleurs, car si l'on obtient parfois une ankylose, c'est avec accompagnement d'arrêt de développement et par conséquent de raccourcissement, ou, si l'on est parvenu à limiter le champ de mobilité de la tête du fémur, ce n'est toujours qu'en la mettant en rapport avec des parties molles.

Aussi ai-je pensé que l'on pourrait limiter ce champ de mobilité et en solidifier les limites, pour ainsi dire, en provoquant autour de la tête du sourcil cotyloïdien, un talus épais et résistant. C'est dans ce but que j'ai mis en pratique la méthode sclérogène, chez un enfant de trois ans atteint de luxation de la hanche droite, variété iliaque,

J'ai pratiqué 8 piqûres circonférentielles, chacune de II gouttes, avec la solution de chlorure de zinc au dixième; aucune réaction fébrile ne s'est déclarée, et dix jours plus tard, on percevait un gonflement profond, de consistance très dure, au-dessus de la crête iliaque, sorte de rebord osseux limitant l'excursion de la tête fémorale.

J'ai fait de nouveau 10 injections semblables, disposées sur deux plans, les unes sur le bourrelet osseux déjà formé par les injections antérieures et les autres sur une ligne parallèle à la précédente et au-dessus d'elle. Sauf une légère tuméfaction des ganglions inguinaux, il n'est survenu aucun accident et actuellement on sent, chez cet enfant, un gonflement profond, très dur, nullement douloureux, formé en grande partie de l'ostéite condensante, véritable cavité cotyloïde dans laquelle pourra jouer désormais la tête du fémur.

MAL DE POTT.

Verneuil.

Tenir le malade au lit 6 mois au minimum.

Empêcher toute compression de la moelle, obtenir le meilleur cal possible. Immobiliser la partie malade et immobiliser le sujet.

La cuirasse en cuir est seule efficace. L'appareil en plâtre est bon, mais il est inamovible.

Les révulsifs sont inutiles. Les bains et les douches, par suite des mouvements qu'ils exigent, compromettent la consolidation.

Quand la guérison semble obtenue, autoriser quelques tentatives de marche sur des béquilles.

S'il se forme des abcès : ponctions et injections d'éther iodoformé.

Kirmisson.

Immobiliser les parties malades.

Quand il y a de la douleur, ou des abcès par contagion, laisser le malade au lit (gouttière de Bonnet).

Quand la réparation osseuse commence à se faire, appliquer des appareils permettant la marche et la station (appareil de Sayre). Ne pas chercher à rétablir les mouvements par le massage.

Toniques.

S'il y a une paraplégie, révulsifs sur la colonne vertébrale.

Mal vertébral sous-occipital. — Au début, faire coucher le malade sur un plan horizontal et l'immobiliser dans un appareil plâtré.

S'il y a de la contracture musculaire, faire le redressement, sous le chloroforme, et appliquer l'appareil ensuite.

Quand les surfaces articulaires sont déplacées, ne pas faire le redressement brusque. Faire le redressement lent avec des appareils spéciaux, et les laisser appliqués jusqu'à ce qu'il se soit fait une ankylose solide.

Révulsifs sur la nuque.

Redard.

Le lit plâtré est un appareil recommandable dans le traitement du mal de Pott.

Sa construction est simple et n'exige que des matériaux d'un prix très peu élevé. Il permet le transport facile des malades au grand air.

Il réunit la plupart des avantages des appareils d'immobilisation et d'extension agissant dans la position horizontale.

Facilement supporté, il produit la décharge, le redressement, l'extension, l'immobilisation du rachis; il agit surtout sur les phénomènes douloureux et de contracture, prévient les attitudes vicieuses et la formation des gibbosités.

Il place les vertèbres tuberculeuses dans les conditions les plus favorables à la guérison et évite la formation des abcès.

Il diminue dans quelques cas les gibbosités au début. Il est surtout utile dans la première période du mal de Pott et rend des services dans les périodes plus avancées en empêchant l'augmentation des gibbosités et en agissant favorablement sur les abcès froids et les paralysies. Il est particulièrement indiqué dans les maux de Pott des régions lombaire et dorsale inférieure, dans les maux de Pott profonds, avec altérations tuberculeuses étendues des os.

Comparé aux autres méthodes de traitement, il a une supériorité incontestable sur plusieurs d'entre elles. Il doit être placé au premier rang des appareils destinés à produire l'immobilisation dans la position horizontale. Les résultats thérapeutiques obtenus sont, dans la majorité des cas, très favorables.

MÉNINGITE.

Descroizilles.

Prescrire un purgatif :

     Calomel . . . . 5 centigr.
     Poudre de rhubarbe . . . . 1 gr.

En 8 paquets. — Prendre un paquet, toutes les heures.
Bains tièdes, prolongés et répétés. Affusions froides sur la tête.

Hutinel.

Méningite à pneumocoque. — Le traitement ne peut être que palliatif et symptomatique.

Mettre de la glace sur la tête, des vésicatoires derrière les oreilles ; prescrire de petites doses de calomel.

S'il y a de la dépression des forces, on donnera de l'alcool, du quinquina, même de la caféine.

Si, au contraire, l'agitation prédomine, des bains frais.

Quand, chez un enfant atteint de pneumonie, on constate des phénomènes qui sont de nature à faire craindre une méningite, on ne doit pas se hâter de se prononcer et surtout on ne doit pas se presser de porter un pronostic fatal.

MICROCÉPHALIE

Lannelongue.

Pratiquer la *crâniectomie.*

Deux procédés : *crâniectomie linéaire* et *crâniectomie à lambeau* ; je pratique de plus en plus le procédé *à lambeau.*

CRANIECTOMIE LINÉAIRE. — Faire la crâniectomie le long du sinus longitudinal supérieur ; on peut la prolonger à travers la suture coronale, sur la zone motrice ou rolandique, vers le centre de Broca. Je l'ai pratiquée sur l'occipital, en arrière, entre le sinus latéral et la suture occipito-pariétale. J'ai fait aussi une crâniectomie transversale et symétrique sur le frontal, en décollant le sinus longitudinal.

CRANIECTOMIE A LAMBEAU. — Sous ce nom, je comprends les pertes de substance du crâne combinées de manière à dessiner les lambeaux qui restent adhérents, par une base osseuse, plus ou moins large. Quelquefois, le lambeau ne comprend qu'un seul os, le pariétal, le frontal ; le plus souvent, il est à cheval sur deux os, le frontal et le pariétal d'habitude. Les lambeaux ont la forme d'un U, d'un V renversé, d'un rectangle, d'un fer à cheval, d'un T.

La perte de substance est large de 8 à 11 millimètres ; la durée moyenne de l'opération est de 40 à 45 minutes.

Le crâne est attaqué à l'une des extrémités de la plaie par une couronne de trépan, puis on se sert de pinces coupantes de divers modèles. J'ai fait fabriquer un instrument pour décoller la dure-mère. On peut laisser la dure-mère intacte au fond ; mais s'il y a pachyméningite, il est bon de faire des mouchetures ou même l'ouverture du foyer. On peut débrider la tente cérébelleuse par la crâniectomie occipitale.

Si on incise la dure-mère, il faut en faire la suture ; la chose n'est pas nécessaire pour les mouchetures.

Quant au périoste, faut-il le réséquer? Je ne le pense pas ; il m'est arrivé de le réséquer une fois par mégarde et deux fois de parti-pris, je n'ai vu aucune différence dans le résultat.

Dans deux autopsies faites sur des enfants morts du croup, de un à deux mois après l'opération, j'ai pu constater qu'il n'y avait pas de régénération osseuse par la dure-mère.

Au point de vue des complications opératoires, on peut dire que l'hémorragie est peu importante ; on découvre sans danger l'artère méningée ou ses branches. La grande épaisseur du crâne, l'hypérostose, l'état éburné (assez fréquent) ne créent pas de difficultés.

MUGUET.

Germain Sée.

Attouchements avec :

Amidou......................	}	āā 4 gr.
Borate de soude pulvérisé....	}	
Glycérine pure...................		20 —

F. s. a. — On frictionne avec un linge rude les parties atteintes de muguet, puis on les touche avec le collutoire.

Dans les cas rebelles, on peut cautériser avec une solution plus ou moins concentrée de nitrate d'argent.

Prescrire une alimentation réparatrice et tonique, combattre la diarrhée, si elle existe, à l'aide de boissons albumineuses, de lavements d'amidon et de cataplasmes sur la région hypogastrique.

E. Vidal.

Promener sur les points atteints un pinceau, trempé dans la liqueur de Van Swieten.

Jules Simon.

Lorsque le muguet est confluent et qu'il a résisté au borax, à l'acide borique, employer, pour les petits enfants :

Chlorure de zinc..................	1 gr.
Eau alcoolisée.	1 litre.

En gargarismes et en badigeonnages.

Chez l'adulte, élever la dose de chlorure de zinc à 4 grammes.

Descroizilles.

I. TRAITEMENT LOCAL. — Chez les enfants incapables de se gargariser, prescrire des irrigations buccales avec des infusions ou des décoctions émollientes (mauve, guimauve, graine de lin) ou des gargarismes ainsi composés :

Acide borique......................	4 gr.
Sirop diacode.	10 —
Miel rosat	50 —
Eau d'orge	200 —

Le remède souverain consiste dans l'emploi des alcalins, par la raison que le champignon du muguet ne peut se développer que dans un milieu acide.

Prescrire le bicarbonate de soude associé à la glycérine, dans la proportion d'un dixième à un quinzième, ou l'eau de Vichy (source des *Célestins*), en lavages ou en irrigations.

Cautérisation des surfaces malades avec le nitrate d'argent.

Lavages de la cavité buccale avec l'eau oxygénée. Badigeonnages avec :

Acide borique.................	10 gr.
Glycérine......................	50 --

II. TRAITEMENT GÉNÉRAL. — S'il y a des troubles *dyspeptiques*, faire prendre, par la bouche, l'eau de Vichy ou l'eau de chaux, à la dose d'une cuillerée à café, plusieurs fois par jour. Prescrire en outre des lavements émollients et légèrement laxatifs.

Quand il existe des symptômes d'*entérite*, faire prendre le sous-nitrate de bismuth, à la dose quotidienne de 25 centigrammes à 1 gramme, associé, au besoin, au laudanum de Sydenham (II gouttes).

Dans les cas d'*anémie*, ou quand il existe une complication grave, telle qu'une *pneumonie*, soutenir les forces en prescrivant des vins généreux, de l'eau-de-vie, du jus de viande concentré.

III. Traitement prophylactique. — Si l'enfant est élevé au sein, tenir les mamelons de la nourrice dans un état de propreté absolue.

Après chaque tétée, nettoyer la bouche de l'enfant à l'aide d'un chiffon.

Dans la prescription des collutoires et des potions, éviter l'emploi des substances sucrées, sucre, miel, mélasse, cassonade et autres substances amylacées, dont les produits de fermentation exercent une influence fâcheuse sur l'évolution du muguet.

A défaut d'une bonne nourrice, faire consister l'alimentation artificielle exclusivement en lait, coupé avec une proportion variable d'eau de Vichy, d'eau de chaux ou d'eau-de-vie.

Maintenir les biberons dans un état d'extrême propreté.

Hanot.

Attouchements avec :

Borax	4 gr.
Sirop de mûres	30 —

Variot.

Réformer l'alimentation, si elle est défectueuse ; le plus simple est de donner à l'enfant une bonne nourrice.

Enlever les enduits du muguet dans la bouche avec un pinceau de blaireau trempé dans un collutoire au borax et au miel rosat : répéter souvent les nettoyages.

Projeter aussi dans la bouche de l'eau de Vichy avec une poire en caoutchouc ou une seringue. L'eau de

Vichy, qui est riche en bicarbonate de soude, est alcaline: or, le champignon de l'oïdium pousse mal dans les milieux alcalins.

La salive devenant acide dans le muguet, il sera donc utile de saturer son acidité par des mixtures ou des solutions alcalines.

NÆVI.

Constantin Paul.

Vacciner l'enfant sur la tumeur.

Si la tumeur est trop grosse ou si l'enfant a été vacciné, appliquer :

    Sublimé . . . . 0 gr. 25
    Collodion . . . . 5 —

Galvano-puncture. Injections de perchlorure de fer. Vésicatoires. Caustiques liquides.

Hallopeau.

Les nœvi peuvent rétrocéder, mais ils peuvent aussi s'enflammer, se métamorphoser et subir la dégénérescence épithéliomateuse ou sarcomateuse.

La vaccination, l'électrolyse ou la galvano-puncture sont les meilleurs agents de destruction de ces tumeurs.

NERVOSISME DES PETITES FILLES.

J. Simon.

    Teinture de colombo . . . .   10 gr.
      —   de belladone. . . . . . . }
    Elixir parégorique. . . . . } ää 1 —

M. — V à X gouttes aux repas.

NEURASTHÉNIE DES ENFANTS.

Jules Simon.

Faire des onctions avec :

N° 1. Teinture de noix vomique   5 gr.
     Huile camphrée ....   15 —

N° 2. Strychnine............   50 centigr.
     Axonge..............   30 gr.

Prescrire :

Strychnine.................   1 milligr.
Eau distillée...............   20 gr.

Au début, donner II gouttes ; aller jusqu'à XX gouttes.

NOURRICE (HYGIÈNE DE LA).

Budin.

Les nourrices doivent avoir une alimentation saine composée de pain, de légumes, de viande, etc...

Mais cette alimentation ne doit pas être exagérée. Un excès de viande donnerait de mauvais résultats en produisant un lait trop chargé en matières grasses et en sucre.

Il en est de même des boissons : le vin, la bière sont utiles, à condition d'être employés modérément. Ils contiennent, en effet, de l'alcool et l'alcool est mauvais.

OPHTALMIE DES NOUVEAU NÉS.

Tarnier.

1° Dès la naissance, et avant la section du cordon (A moins de circonstances particulières, asphyxie, etc.).

essuyer doucement les paupières de l'enfant avec un tampon de ouate hydrophile imprégné d'une substance antiseptique et exprimé.

2° Après avoir ainsi débarrassé les cils et les bords palpébraux de leur matière grasse, écarter les paupières et insuffler une certaine quantité de poudre d'iodoforme très finement porphyrisé. Ne pas renouveler l'insufflation.

Les avantages que présente ce traitement préventif sont nombreux, et on n'a pas de reproche à lui faire. L'insufflation de l'iodoforme est facile ; ses résultats sont meilleurs que ceux du nitrate d'argent, et il a le grand avantage de ne produire aucune irritation.

Tandis que tous les autres traitements provoquent une ophtalmie catarrhale plus ou moins intense, avec l'iodoforme on évite précisément mieux qu'avec tout autre méthode ces ophtalmies bâtardes, catarrho-purulentes, folliculaires, etc., qui se développent chez les enfants chétifs, non point le troisième jour, mais quelques jours après la naissance.

L'insufflation de poudre d'iodoforme produit un gonflement de la conjonctive avec rougeur, mais pas de sécrétion, et ces phénomènes cèdent en deux ou trois jours au plus à de simples irrigations antiseptiques.

Un autre avantage, c'est que les ophtalmies qui surviennent malgré tout ne sont pas graves et n'attaquent pas ordinairement la cornée, à condition toutefois que l'iodoforme soit très finement porphyrisé. Dans le cas contraire, il pourrait avoir de sérieux inconvénients.

Enfin, et ceci surtout rend la supériorité de l'iodoforme indiscutable, son action antiseptique se prolonge longtemps. Très finement porphyrisé, il se loge dans le fond des culs-de-sacs conjonctivaux où il se cantonne sous la forme de filaments jaunâtres agglutinés par des mucus et s'y maintient si longtemps, malgré le flux des larmes, qu'on l'y trouve encore quelques jours après la naissance (Valude). Si, dans ces conditions, des doigts malpropres, des linges, etc., viennent à transporter des *Gonococcus* dans l'œil, leur virulence sera très atténuée.

L'iodoforme se conserve en provision sans s'altérer, les pharmaciens le délivrent sans prescription de médecin, il ne peut être confondu avec aucun autre corps par sa couleur caractéristique, et enfin son odeur spéciale empêche toute méprise ; c'est pourquoi l'insufflation de poudre d'iodoforme est le meilleur traitement préventif de l'ophtalmie, aussi bien de la forme grave, rare aujourd'hui, que de la forme bénigne, qui est la plus fréquente.

Panas.

Ophtalmie purulente. — Lotions chaque jour avec la solution suivante :

Naphtol α	30 centigr
Alcool	25 gr.
Eau distillée	1000 —

Pinard.

Exprimer sur l'œil du nouveau-né la moitié d'un citron.

Constantin Paul.

Ophtalmie purulente. — Douches oculaires à l'eau tiède et instillations avec un collyre au tannin à 1gr,50 pour 20.

Guéniot.

Ophtalmie purulente. — Après avoir retourné les paupières, toucher la muqueuse palpébrale, avec un crayon composé de nitrate d'argent et de nitrate de potasse, fondus à parties égales, et on lave l'œil avec de l'eau tiède, plutôt qu'avec de l'eau salée. La cautérisation est renouvelée chaque jour, tant que la maladie conserve un caractère franchement inflammatoire.

Quand l'enfant est indocile, et se frotte constamment les paupières, ce qui favorise l'extension de l'inflammation au globe oculaire, la cautérisation au crayon est remplacée par l'instillation d'un collyre au nitrate d'argent, dont la richesse varie de 15 à 30 centigrammes et va jusqu'à 60 centigrammes, pour 60 grammes d'eau distillée.

Recourir également au collyre de sulfate de zinc, composé de :

Sulfate de zinc	30 à 50 centigr.
Eau	30 gr.
Laudanum	Q. S.

S'il existe du chémosis, le cautériser largement, et si la cautérisation est insuffisante, en pratiquer l'excision, sur plusieurs points de sa circonférence.

Budin.

Ophtalmie purulente. — I. TRAITEMENT. — Lavages avec une solution de naphtol α; il est deux fois plus antiseptique que le naphtol β.

La solution non alcoolisée est ainsi composée :

Naphtol α	20 centigr.
Eau	100J.

Cautérisations au nitrate d'argent, que l'on alterne avec les lavages.

Si le naphtol ne peut remplacer le nitrate d'argent, il rend service comme adjuvant : il est préférable à l'eau boriquée.

Le gonflement des paupières et la conjonctivite cèdent rapidement ; les cautérisations peuvent alors devenir plus rares.

II. PROPHYLAXIE. — Aussitôt après la naissance, instiller dans les yeux I ou II gouttes d'eau naphtolée.

Doleris.

Deux fois par jour, matin et soir, instiller dans chaque œil de l'enfant nouveau-né, quelques gouttes d'une solution d'acide borique à 3 pour 100.

Valude.

Ophtalmie purulente. — Lorsque la sécrétion est encore transparente, éviter les cautérisations ; se borner aux irrigations antiseptiques (acide borique, sublimé à 1 pour 10,000) et aux compresses glacées. Remplacer le sublimé par le naphtol α, si le gonflement est considérable.

Dès que la suppuration s'établit, les cautérisations sont absolument nécessaires. Deux fois par jour, on touche les paupières avec une solution de nitrate d'argent à 3 pour 100, ou avec le crayon solide mitigé ; on neutralise aussitôt après, avec de l'eau salée, et on calme la réaction par des applications glacées. On empêche la stagnation du pus par des irrigations antiseptiques très fréquentes.

Si le chémosis est très intense, il faut pratiquer des scarifications ou des mouchetures. L'ulcère cornéen est pansé à la pommade iodoformée, tandis

que l'on continue les cautérisations de la conjonctive, si la suppuration reste abondante.

Dès que les phénomènes s'amendent, le titre de la
solution de nitrate d'argent est progressivement
abaissé.

Conjonctivite catarrhale. — Lavages antiseptiques
et instillations de nitrate d'argent à 1 ou 2 pour 100.

Lorsqu'un seul œil est atteint, rejeter les bandages
occlusifs et les applications humides non réfrigé-
rantes; elles ne peuvent que favoriser la suppuration.

Le mieux est de coucher l'enfant sur le côté de
l'œil malade et de recouvrir légèrement celui-ci d'une
boulette de coton hydrophile sec.

Conjonctivite folliculaire. — I. TRAITEMENT LOCAL.
— L'opium ralentit la suppuration : il peut même la
tarir. Prescrire :

> Laudanum de Rousseau .... X gouttes
> Collyre au nitrate d'argent à 1 p. 100.   10 gr.

Les irrigations opiacées (infusion de pavot, solution
de 10 centigrammes d'extrait d'opium pour 1000 d'eau)
sont très recommandables.

II. PROPHYLAXIE. — Depuis l'adoption presque générale des mesures prophylactiques, la proportion des
ophtalmies s'est abaissée de 10 à 15 pour 100 jusqu'à
0,1 pour 100.

L'idéal du traitement préventif consiste :

1º A désinfecter le vagin de la mère par des irrigations répétées au sublimé;

2º A essuyer les yeux de l'enfant, aussitôt après la
naissance, avec une boulette de coton hydrophile, imbibée d'eau boriquée ou de sublimé, et d'insuffler ensuite de l'iodoforme finement pulvérisé. Cette petite
opération doit être faite *avant la section du cordon*, si

l'on veut diminuer considérablement la proportion des ophtalmies.

Il faudrait que les sages-femmes fussent *obligées* de faire la déclaration immédiate des ophtalmies purulentes qui naîtraient entre leurs mains.

Il faudrait de même que l'on distribuât, lors de la déclaration d'un enfant à la mairie, une instruction relative aux dangers de l'ophtalmie des nouveau-nés et à la nécessité de recourir au médecin dès les premiers symptômes. Par là on réduirait considérablement le million et demi de francs que la France consacre annuellement à l'entretien de onze mille aveugles indigents.

OREILLONS.

Rendu.

La contagiosité des oreillons se fait à la fin de la période d'incubation et la transmission se fait par l'haleine expirée. Le maximum de virulence du germe paraît être dans les quarante premières heures de l'invasion, mais cela n'assure pas l'absence de virulence pendant les jours suivants.

On peut donc tirer quelques conséquences pratiques de ces faits et les appliquer dans les milieux où sévissent presque toujours les oreillons, tels que lycées, casernes, etc.

Actuellement dans les collèges, les élèves atteints d'oreillons ne doivent reparaître que trois semaines après leur guérison. Or, malgré cette précaution, qui fait perdre un mois de temps à l'élève pour une maladie de huit jours, l'immunité n'est pas assurée aux autres élèves et la diffusibilité épidémique n'est pas supprimée.

Dès qu'on s'aperçoit qu'un enfant est atteint d'oreillons, on peut supposer que, dans les quarante-huit heures qui ont précédé, il a pu infecter ses voisins. D'autre part, il est plus que probable qu'après quatre ou cinq jours de maladie et surtout après la disparition des oreillons la contagion ne peut plus se faire.

Il me semble donc qu'on pourrait supprimer, au moins en partie, cette quarantaine de trois semaines qui est absolument inutile, puisqu'elle n'empêche pas la diffusion du mal, la contagion se produisant à un moment où le diagnostic est impossible.

On pourrait appliquer pareil raisonnement à la *rougeole*, qui, elle aussi, se diffuse avant qu'on puisse faire le diagnostic et cesse sans doute d'être contagieuse dès que l'éruption a disparu.

OSTÉO-ARTHRITE TUBERCULEUSE.

Lannelongue.

Tantôt, et c'est le cas le plus fréquent, il y a un abcès extra-articulaire, qui peut être d'origine osseuse ou synoviale, ou qui peut même reconnaître ce double point de départ. On commence par ouvrir l'abcès; on explore ensuite, puis soit au travers de l'os, soit au travers de la capsule, on entre dans la jointure en agrandissant cette ouverture, et alors on explore de nouveau, pour se comporter différemment suivant les lésions que l'on rencontre.

Tantôt c'est la synoviale elle-même qui est remplie de produits caséeux et de pus. Dans ces circonstances, l'incision est très légitime. Il convient de pratiquer des incisions petites et multiples sur tous les points déclives, de manière à ne laisser échapper ni clapier, ni trajet purulent.

Redard.

I. TRAITEMENT CHIRURGICAL. — L'arthrotomie simple est impuissante lorsque les lésions sont étendues.

Le procédé suivant donne de bons résultats :

Faire l'ouverture de l'articulation au thermo-cautère, le grattage des surfaces osseuses malades et leur cautérisation.

L'opération, tout en étant éminemment conservatrice, suffit à amener la guérison chez les enfants. Elle produit très rapidement une amélioration notable de l'état général. Les résultats éloignés se sont montrés toujours excellents.

II. TRAITEMENT CONSÉCUTIF. — Il est basé sur l'antisepsie ; il est indispensable pour mener à bonne fin la guérison.

III. TRAITEMENT GÉNÉRAL. — Le traitement institué en vue de remonter l'état général de l'enfant doit marcher de pair avec le traitement chirurgical.

OXYURES.

Germain Sée.

Introduire profondément dans le rectum un peu d'onguent mercuriel simple.

Jules Simon.

Administrer la santonine à la dose de 0gr,10, suivie d'une prise de 0gr,50 de calomel.

Tous les soirs, lavement avec infusion d'absinthe, de pyrèthre ou de fenouil, ou avec eau chargée de phénol, une cuillerée à café par verre.

Une à deux fois par semaine, introduire dans le gros intestin la pommade suivante :

Onguent napolitain . . . . 10 gr.
Camphre. . . . . 2 —
Axonge. 30 —

Dujardin-Beaumetz.

Introduire dans le rectum un peu d'onguent mercuriel, sous forme de suppositoire ou de pommade.

Descroizilles.

Onctions sur la marge de l'anus, avec :

Calomel . . . . 4 gr.
Axonge. 20 —

Variot.

Les oxyures sont très tenaces; on administrera tous les soirs, pendant huit jours consécutifs, des lavements d'eau froide simple ou salée.

PARALYSIE.

Jules Simon.

Paralysie infantile. — Au début, employer les moyens externes; plus tard, associer les moyens externes à la médication interne.

I. TRAITEMENT LOCAL. — *Période initiale* : 1° Révulsion légère sur le rachis, au niveau des racines des paires nerveuses paralysées; ventouses sèches, huile de croton mitigée, cataplasmes sinapisés et pansés antiseptiquement, en préférant les révulsifs les moins douloureux aux vésicatoires et aux pointes de feu;

2° Stimulation des fonctions cutanées : bains chauds ou bains de vapeur donnés dans le lit de l'enfant;

3° Sédation de l'excitation nerveuse par le chloral, l'aconit ou la ciguë.

Période d'état (deuxième semaine). On combinera l'électrothérapie avec l'emploi des toniques.

1° Galvanisation par les courants continus faibles (2 à 4 milliampères). Au bras, on appliquera la plaque positive par glissement sur l'épaule : la plaque négative sera plongée dans une cuvette pleine d'eau où la main est immergée.

La durée du bain n'excédera pas 8 à 10 minutes. On surveillera la plaque positive pour éviter les escarres.

2° Plus tard, faradisation, mais à doses faibles.

3° Massage modéré, frictions stimulantes :

Vin rouge du midi............	100 gr.
Teinture de gentiane........ }	āā 25 —
— de romarin........ }	
Ammoniaque liquide..........	10 —
Teinture de cantharides.......	X gouttes.

II. MÉDICATION INTERNE. —Prendre, avant les deux repas principaux, soit 1 goutte de teinture de noix vomique, soit VIII à X gouttes de la mixture suivante :

Teinture de noix vomique	1 gr.
— de colombo ...... }	āā 4 —
— de cascarille ...... }	

Après huit ou dix jours, et même avant, s'il survenait des accidents, établir le traitement arsenical à la dose quotidienne d'un demi à un milligramme d'arséniate de soude et ainsi de suite, en alternant.

Le traitement étant long, ne pas se décourager.

III. CONVALESCENCE. — Usage des bains sulfureux, des bains salés longtemps continués ou des bains de mer de deux à trois minutes de durée.

Paralysie atrophique de l'enfance. — Donner tous les jours un bain d'air chaud de trois à cinq minutes de durée, et envelopper les membres dans de la ouate saupoudrée de moutarde qu'on change matin et soir.

Donner III à V gouttes par jour de teinture de noix vomique ou un demi-milligramme à un milligramme de sulfate de strychnine, pris dans une solution répartie sur toute la journée. Donner ce médicament six à huit jours, le suspendre, puis y revenir après huit jours de repos.

Troisier.

Paralysie faciale des nouveau-nés. — Ne pas serrer les vêtements autour de la tête et du cou des enfants; les coucher sur le dos, en plaçant à contre-jour l'œil qui reste toujours ouvert; faire couler le lait dans la bouche, si l'enfant ne tette pas.

On pourrait employer un faible courant galvanique, ou faradique, mais le plus souvent c'est inutile, et il vaut mieux l'éviter.

Descroizilles.

Paralysie infantile. — I. TRAITEMENT EXTERNE. — Frictions avec les liniments suivants :

Nº 1. Essence de romarin.	}	ãã 20 gr.
— de lavande	}	
— de citron.		10 —
Alcool.		120 —

Mêlez.

Nº 2. Ammoniaque	}	ãã 10 gr.
Teinture de noix vomique . .	}	

II. TRAITEMENT INTERNE. — Donner à l'intérieur :

    Eau de menthe............ }
    Essence de térébenthine. . . . } ãã 20 gr.
    Julep gommeux. . . . . 100 —

1 à 3 cuillerées à café, par jour.

PARASITAIRES (AFFECTIONS).

Descroizilles.

    Teinture de pyrèthre. . . . . 20 gr.
      —   de romarin . . . . 15 —
      —   de quinquina . . . . 15 —
    Alcool . . . . 15 —

Mêlez. — Usage externe, en lotions.

PÉRITYPHLITE.

De Saint-Germain.

La première chose à faire lorsqu'on soupçonne une
pérityphlite chez un enfant, c'est de lui faire garder
le repos au lit, en lui recommandant expressément
de ne pas remuer; l'immobilité doit être aussi grande
que possible, pour empêcher la rupture des adhérences
qui immobilisent l'intestin. C'est en ne tenant pas
compte de ce précepte qu'on a vu des rechutes se
produire et mettre en danger la vie du petit malade.

Les selles seront assurées par un purgatif et parmi
tous les purgatifs le meilleur à employer est le calomel : 1° à cause de ses propriétés antiseptiques;
2° parce qu'il ne fait pas contracter l'intestin. On l'em-
ploiera à la dose de 20 centigrammes à 1 gramme
selon l'âge de l'enfant.

On calmera la douleur au moyen d'injections morphinées faites avec la seringue de Pravaz dans la fosse iliaque droite (5 milligrammes à 1 centigramme de morphine pour un centimètre cube d'eau). On pourra encore employer dans ce but le cataplasme de fécule laudanisé qui, agit à la fois comme émollient et antidouloureux.

Comme révulsif, au début, on choisit, outre les sangsues (4 à 10 dans la fosse iliaque, selon l'âge de l'enfant), la glace pilée et le collodion, ce dernier moyen étant cependant inférieur aux deux autres. Les vésicatoires devront être réservés pour la fin de la maladie; il en est de même des pommades résolutives faites avec :

Mercure......
Axonge ......   ãã parties égales.

Si on constate la formation d'un abcès, il faut se hâter de l'ouvrir antiseptiquement au bistouri. On fera une incision verticale de 5 à 6 centimètres sur le grand axe de la tumeur; après l'évacuation du pus, on pourra bourrer la plaie de gaze iodoformée et appliquer un pansement ouaté.

La diète sera rigoureusement observée; on ne permettrait des potages et des bouillons que si la maladie se prolongeait trop longtemps.

PHIMOSIS.

De Saint-Germain.

Préférer la dilatation à la circoncision, et la pratiquer avec le dilatateur à deux branches, bien supérieur au dilatateur à trois branches de Nélaton.

POSITION DE L'OPÉRÉ. — L'enfant est couché sur un plan résistant, une table, par exemple, de façon à éviter tous les mouvements. Rapidement conduite, l'opération ne nécessite pas la chloroformisation.

TECHNIQUE OPÉRATOIRE. — Le chirurgien saisit la verge à sa racine, et par des tractions sur le fourreau essaye de déplier le prépuce.

Le dilatateur à deux branches est introduit sous la peau : éviter sa pénétration accidentelle dans le méat ; procéder progressivement, en dilatant verticalement d'abord, puis horizontalement.

La dilatation terminée, découvrir le gland. Pour cela, au besoin, le libérer de ses adhérences au moyen de la sonde cannelée.

Le gland découvert, on l'enduit de vaseline et on ramène le prépuce en avant.

SOINS CONSÉCUTIFS. — Tous les huit jours, pendant deux à trois semaines, décalotter à nouveau le gland. La manœuvre consiste à déplier le prépuce par des tractions sur le fourreau et non à le refouler.

Une seule contre-indication doit faire préférer la circoncision : c'est le cas où le prépuce est épaissi, résistant et susceptible de se déchirer. On le rencontre dans deux ou trois cas sur cent. C'est donc l'exception.

PIED BOT PARALYTIQUE

Tillaux.

TÉNOTOMIE. — Choisir le côté où le tendon est le plus saillant. Quoique les vaisseaux tibiaux postérieurs soient à une distance suffisante pour ne pas être blessés, on est beaucoup plus sûr de les éviter en choisissant toujours le côté interne du tendon ; aussi est-ce en dedans qu'on introduit généralement le ténotome.

Quoi qu'il en soit, il faut se tenir à 0m,015 de l'insertion du tendon, afin de ne pas blesser la bourse séreuse rétro-calcanéenne.

Kirmisson.

TÉNOTOMIE. — L'opération peut être réglée de la façon suivante :

Le pied étant fortement fléchi, ponction de la peau à 0ᵐ,015 ou à 0ᵐ.02 au-dessus de l'insertion du tendon d'Achille et en dedans de ce dernier, voire même sur lui. Introduire ensuite à plat le ténotome boutonné entre la peau et le tendon, retourner la lame vers le tendon et le sectionner en sciant. Le tendon coupé, on fléchit le pied pour couper les quelques tractus fibreux qui tiennent encore, sans toutefois s'acharner à achever la section de la gaine cellulaire qui entoure le tendon et qui n'est pas complètement divisée lors de la section.

Cette gaine cellulaire joue un grand rôle dans la réparation : elle sert de direction aux tissus de formation nouvelle.

ARTHRODÈSE. — Aborder l'articulation par deux incisions : la première, verticale, de 0ᵐ,02 environ de longueur, est pratiquée immédiatement au-dessus de la malléole externe et permet la section du péroné avec l'ostéotome ; la deuxième, en L, circonscrit la malléole interne. Cette manière de faire permet d'ouvrir largement l'articulation, en imprimant au pied un brusque mouvement de dedans en dehors après la section de la malléole et la désinsertion du ligament latéral interne.

Lucas-Championnière.

TARSOTOMIE. — Le fond de l'opération doit être l'ablation de l'astragale avec certains os du tarse. La section du tendon d'Achille peut être une nécessité et donne de très bons résultats ; la section d'autres tendons a beaucoup moins d'importance et les sections tendineuses, sur lesquelles on appelait tout dernièrement l'attention, ne paraissaient pas avoir un bien grand intérêt. C'est la destruction osseuse qui doit être poursuivie, c'est elle qui permet la disparition immédiate et complète de la difformité.

L'intérêt capital de l'opération, c'est que la destruction soit considérable, avec une correction complète. Chose intéressante à noter, c'est que, quelle que soit l'étendue de cette destruction, elle n'a aucun inconvénient pour la marche ni même pour la forme du pied. Aussi, l'extirpation de l'astragale et la ténotomie ayant été faites, il faut aborder, sans aucune crainte, l'extirpation successive de tous les os du tarse qui gênent la réduction.

Manuel opératoire. — Incision sur la face dorsale externe du pied, en partant de la malléole externe pour se diriger entre le second et le troisième espace interosseux. Cette incision doit être toujours largement faite et au besoin complétée par une seconde qui lui sera perpendiculaire. La seule règle à observer est de ne pas couper les tendons extenseurs. Ceux-ci sont réclinés en dedans et l'astragale luxé est sous le doigt du chirurgien. Section des ligaments externes et des ligaments astragalo-scaphoïdiens. Soulever l'astragale avec un davier et glisser entre le calcanéum et cet os, un bistouri un peu fort qui va toucher le ligament en X. L'astragale sera facilement enlevé, si l'on coupe les ligaments tibio-astragaliens.

Après l'ablation de l'astragale, qui, dans un grand nombre de cas, est insuffisante, on procède à l'extirpation des autres os. D'abord le scaphoïde, qui se laisse assez facilement enlever. Le cuboïde est ensuite extirpé, s'il est nécessaire, mais le ligament en X oppose parfois une résistance assez sérieuse. L'ablation des-

cunéiformes se fera sans difficulté; enfin, parfois le redressement complet ne pourra être effectué qu'après résection de la partie antérieure du calcanéum.

Schwartz.

ARTHRODÈSE. — Pratiquer l'incision externe, qui ne nécessite pas la résection de la malléole péronière.

A. Broca.

ARTHRODÈSE. — Attaquer l'articulation tibio-tarsienne par la face externe. L'incision est prolongée derrière la malléole externe et permet la section du tendon d'Achille. Le pied étant redressé, couper les ligaments latéraux externes de l'articulation et luxer l'astragale, puis, à la curette, abraser les cartilages articulaires. Cela fait, les surfaces osseuses sont remises en place sans suture ni enchevillement.

Sectionner le tendon d'Achille par une incision interne, parallèle à ce tendon.

PLEURÉSIE DE L'ENFANCE.

Jules Simon.

I. PRÉCAUTIONS GÉNÉRALES. — Pendant toute la durée de la maladie, hygiène sévère; maintenir l'enfant dans une température modérée, mais constante; au début, enveloppement des extrémités inférieures dans la ouate, maintenue par une feuille de taffetas gommé; ouate sur la poitrine.

Pour régime : le lait, le bouillon.

II. MÉDICATION INTERNE. — Calomel, 1 à 5 centigrammes, tous les deux ou trois jours, pour amener la dérivation intestinale.

Digitale : X à XX gouttes de teinture, comme diurétique et antiphlogistique :

Teinture de scille	}	àà X gouttes.
— de digitale		
Oxymel scillitique		10 gr.
Eau de tilleul		60 —

Par cuillerée à café, de demi-heure en demi-heure.

Lait chaud, tisanes diurétiques (tisane de queues de cerise).

Contre l'insomnie : éviter à tout prix les opiacés, qui ont l'inconvénient de supprimer la sécrétion rénale ; conseiller le chloral ou les bromures alcalins.

III. MÉDICATION EXTERNE. — Comme indication locale : au début, combattre le point de côté par des cataplasmes sinapisés.

a) Si la résolution de l'épanchement traine, appliquer un vésicatoire mais avec les précautions suivantes :

1° Camphrer le vésicatoire ;

2° Vésicatoire de 4 centimètres de diamètre seulement ;

3° Ne le laisser que trois heures au maximum ;

4° Pansements boriqués.

On complétera l'action du vésicatoire par l'application d'un cataplasme ; on s'entourera de précautions minutieuses de propreté et d'antisepsie.

Si l'écoulement persiste au delà de trois semaines, frictions avec l'huile de croton mitigée.

b) Si l'épanchement passe à la purulence, deux traitements peuvent seuls donner des résultats :

1° Thoracentèse, avec lavages antiseptiques.

Ne pas faire la thoracentèse avant cinq à six semaines après le début de la pleurésie.

La pratiquer dès que l'épanchement devient considérable et déplace le cœur.

Faire la ponction sur la ligne axillaire, en raison du rapprochement des côtes en arrière. Si la pleurésie est enkystée, choisir le point voulu.

Prévenir la famille, dans le cas d'une ponction blanche.

Faire l'aspiration, comme le lavage, très lentement. Lavages à l'eau boriquée.

Il faut quelquefois 10 ponctions avant d'obtenir la guérison.

2° Empyème. — Choisir le 5ᵉ ou 6ᵉ espace intercostal, si la pleurésie est à droite : le 6ᵉ ou 7ᵉ espace, si elle est à gauche.

Incision de 4 à 5 centimètres sur le milieu de l'espace, sur la ligne axillaire.

Suivre le bord supérieur de la côte inférieure.

Ponction très légère de la plèvre, pour ne pas perforer le poumon, qui est souvent adhérent.

Drains fixés par une épingle plongeant dans la plèvre.

Lavages boriqués deux fois par jour.

Pansements antiseptiques.

Surveiller la plaie.

IV. — TRAITEMENT GÉNÉRAL. — Relever les forces à l'aide de toniques.

Descroizilles.

N° 1. Fleurs d'arnica .... 3 gr.
     Sirop de polygala .... 20 —
     Eau de tilleul............... 50 —

Par cuillerée à café.

N° 2. Poudre de digitale.......... 10 centigr.
      Calomel. .... 40 —
      Poudre de gomme.......... 1 gr.

En 20 paquets : 2 à 5 par jour.

Cadet de Gassicourt et Netter.

Pleurésie purulente. — Le premier lavage après la pleurotomie est toujours indiqué ; il ne peut pas détacher des adhérences, puisqu'elles n'existent pas encore, et par contre il exerce une action destructive sur les organismes pathogènes.

Quant aux lavages ultérieurs, ils peuvent être indiqués, si la fièvre persiste ou si le pus est fétide.

J. Comby.

Pleurésie purulente. — Les pleurésies à pneumocoques, comme les pleurésies à streptocoques, commandent la *pleurotomie*. Les ponctions simples, principalement chez les enfants, ne suffisent pas ; elles n'amènent qu'une guérison incertaine ; la pleurotomie est la règle.

L'incision de la plèvre se fait là où l'on est le plus sûr de rencontrer le pus ; l'incision simple d'un espace intercostal est suffisante, la résection des côtes n'est qu'exceptionnellement indiquée.

Les lavages post-opératoires ne doivent pas être fréquents ; donner la préférence au sublimé à 1 gramme pour 2,000 ou 3,000 grammes d'eau distillée. On passe les drains dans une bande de caoutchouc qui forme ceinture et on les coud solidement à cette bande, afin qu'ils ne puissent se perdre dans la plèvre ni en sortir.

PNEUMONIE INFANTILE.

Grancher.

Pneumonie caséeuse. — La suralimentation est la base du traitement.

Ajouter un traitement local et faire de la révulsion au niveau du point malade.

Jules Simon.

Pneumonie du sommet chez les enfants. — La pneumonie, chez les enfants qui ont dépassé la deuxième année, guérit bien et aisément.

Ne combattre que les symptômes qui priment les autres :

La faiblesse, par l'alcool, la caféine, le bouillon, le lait;

Le délire, la grande agitation, par l'éther, la valériane, le musc, le bromure et le chloral.

La surélévation de température et les combustions exagérées, par le sulfate de quinine ou la digitale ainsi formulée :

Teinture de digitale	V à X gouttes.
Eau-de-vie	10 gr.
Vin de Malaga	25 —
Julep gommeux	Q. S.

Mettre, au besoin, un léger révulsif sur le côté très congestionné ou qui semble douloureux, dans certaines formes de pneumonie.

Pneumonie aiguë primitive franche. — Tout réussit, chez les enfants qui ont franchi les débilités des premières années. Aussi, c'est avec la plus entière bonne foi que nos maîtres nous préconisaient la médication antiphlogistique, les saignées locales, même chez les enfants, les antimoniaux et les mercuriaux.

Après avoir reconnu les bienfaits des sudations et des boissons chaudes, la faveur tourne en ce moment vers une autre orientation : les bains froids, qui ne seraient pas seulement indiqués dans les formes grippales, congestives, compliquées d'accidents nerveux, mais dans toutes les pneumonies aiguës.

Tout en critiquant la méthode révulsive, on en vient à rechercher si les injections très douloureuses de térébenthine ne constitueraient pas une dernière ressource pour les cas désespérés.

Je ne veux pas faire ici le procès de ces entraînements, fort louables, sans doute, mais dont les résultats me semblent nécessiter l'épreuve du temps et du nombre.

Tâchez de ne pas nuire à vos petits pneumoniques, bien qu'ils résistent aux traitements les plus énergiques et les plus opposés.

La pneumonie, c'est le triomphe de l'expérimentation des remèdes en crédit, des médications nouvelles — et même de l'homœopathie pure — c'est tout dire !

Cadet de Gassicourt.

La médecine symptomatique opportune est recommandable. Pas de vésicatoires. Les bains seront plutôt tièdes (30-32° C.) que froids (24-22° C.).

Pneumonie cérébrale. — Si le *délire* est le symptôme dominant, recourir à l'ergot de seigle, à la dose de 50 centigrammes à 1 gramme dans la journée, ou au chloral, 2, 3, 4 grammes par jour, selon les cas et selon l'âge de l'enfant.

Descroizilles.

1. TRAITEMENT. — Il faut traiter la pneumonie ; rester dans l'expectative, c'est presque toujours laisser

échapper l'occasion de soulager le malade, de lui venir en aide pour lutter contre le mal.

Les antiphlogistiques ont donc leur raison d'être. Si le jeune sujet présente des signes de pléthore, pouls plein et résistant, forte coloration de la face avec céphalalgie, haute température, agitation, dyspnée, enfin turgescence des veines superficielles du cou, prescrire une saignée, tirer 100, 120, 150 grammes au plus, mais n'y pas revenir.

Deux ou trois ventouses scarifiées, donnant deux ou trois cuillerées de sang, rendent service, s'il y a un point de côté violent et de la dyspnée. Une seule application suffit.

Le point de côté peut aussi se calmer avec une injection de morphine.

Le vésicatoire est peut-être parfois inutile, mais il ne paraît pas avoir d'inconvénient, ni entraîner de dangers, si on l'applique avec précaution.

Recommander les applications d'iode.

Prescrire l'antipyrine, sans dépasser 60 à 75 centigrammes par vingt-quatre heures.

On a dit le plus grand mal de la médication contre-stimulante, et en particulier de l'émétique. On a parlé de collapsus, de prolongation de la maladie, d'escarres : il y a là beaucoup d'exagération. La méthode rasorienne n'est pas applicable toujours, mais elle peut rendre et rend des services. Prescrire le tartre stibié à la dose de 1 décigramme.

N° 1. Émétique............... 10 à 15 centigr.
      Eau .... 60 à 80 gr.

N° 2. Émétique............... 10 à 15 centigr.
      Eau .... 40 à 50 gr.
      Sirop de sucre......... 20 à 30 —

par cuillerées à café ou à dessert,

Prescrire les excitants diffusibles et les diaphorétiques, l'acétate d'ammoniaque, le café, l'eau-de-vie en nature ou en potion, le rhum, les vins généreux, la poudre de Dower, à la dose de 25 centigrammes à 1 gramme par jour.

II. RÉGIME. — Jamais de diète absolue, complète. Alimenter le malade le mieux et le plus vite qu'il sera possible. D'ailleurs, l'appétit du malade le demandera souvent et de bonne heure, après les premiers jours de fièvre.

Garder le malade au lit pendant dix à douze jours, et permettre la première sortie seulement au commencement de la troisième semaine.

Pneumonie cérébrale. — Médication spasmodique et calmante, le musc, le bromure de potassium, le laudanum.

Sevestre.

La médication par les bains froids donne de bons résultats, dans toutes les formes graves de la pneumonie franche des enfants.

Cette indication est beaucoup plus facile à appliquer chez les enfants que chez les adultes et toujours bien supportée ; le cœur et l'appareil vasculaire sont, chez eux, en bon état.

Après chaque bain froid, on note un abaissement de la température, une diminution de la fréquence du pouls ou de la respiration, la cessation de l'agitation et du délire. La défervescence ne se fait pas brusquement ; elle est annoncée, en quelque sorte, depuis un jour ou deux, par un abaissement de la température ; elle se produit presque toujours avant le septième jour.

Les bains sont donnés à 25 ou même 20° ; leur durée est de dix à quinze minutes et ils sont renouvelés quatre ou cinq fois par jour.

Legroux.

Injections sous-cutanées de quinine.

Hutinel.

Faire de l'expectation : n'intervenir qu'avec une grande modération, la pneumonie franche, aiguë, qui est assez fréquente, se terminant généralement par la guérison, si graves que paraissent les symptômes.

Plutôt les stimulants que les débilitants : tel l'acétate d'ammoniaque, qui est recommandé.

Ordonner les boissons abondantes.

Pas de vésicatoire.

Contre l'hyperthermie excessive, un bain de 28° C. de trois en trois heures.

Si le cœur faiblit, caféine et digitaline.

Dans l'   ce de collapsus, injections d'éther.

PSEUDO   RALYSIE SYPHILITIQUE.

J. Comby.

L'enfant est jeune, souvent faible, délicat, athrepsique, on ne doit pas compter sur son estomac

Pour agir vite et sûrement, il n'y a pas de meilleur moyen que les frictions quotidiennes avec l'onguent napolitain, très efficaces dans tous les cas et bien mieux tolérées par les nouveau-nés que par les adultes.

On prend un fragment de pommade mercurielle de la grosseur d'une petite noisette ; on l'étend sur un linge ou un morceau de flanelle, et on fait, sur le ventre de l'enfant, des frictions douces, qui permettent un contact intime et étendu de la peau avec le mercure; on laisse le linge sur la partie frictionnée qu'on se garde bien de laver.

Le lendemain ,on renouvelle la friction sur un point voisin du premier, et l'on change ainsi tous les jours, pour ne pas provoquer d'érythème ou d'eczéma artificiel.

Les frictions peuvent être faites aussi sur le thorax, les cuisses, les mollets, etc.

A la rigueur, on peut se contenter de ce traitement, qui est d'une application particulièrement facile

Quand les enfants présentent des lésions suintantes (plaques ulcérées des fesses), ajouter aux frictions des bains de sublimé. On prend 1 gramme de sublimé dissous dans quelques grammes d'alcool, pour 20 ou 30 litres d'eau (baignoire émaillée ou baquet en bois).

Si, pour une raison ou pour une autre, les frictions mercurielles ne sont pas possibles, on peut les remplacer par la liqueur de van Swieten, à la dose de 1, 2 ou 3 grammes par jour dans du lait, suivant l'âge de l'enfant (1, 2 ou 3 mois).

Le traitement spécifique sera continué longtemps après la guérison complète de la pseudo-paralysie.

Au bout de quelques semaines ou de quelques mois on suspendra l'usage des frictions mercurielles, qui à la longue irritent la peau, et on donnera le sirop de Gibert (1/2 à 1 cuillerée à café dans du lait).

Si le sirop Gibert n'est pas bien toléré, on le remplacera par la liqueur de van Swieten et l'iodure de potassium. Ce dernier médicament, dont l'usage devra être continué pendant des mois et des années avec des intervalles de repos, sera prescrit à la dose de 10, 20, 30, 40, 50 centigrammes par jour, suivant l'âge des enfants (3 mois, 6 mois, 1 an, 2 ans, 3 ans).

Mais ce n'est déjà plus le traitement de la pseudo-paralysie, c'est celui de la syphilis elle-même.

PURGATIFS.

Jules Simon.

Lavement purgatif. — Quoique banale, cette préparation convient quand on veut agir énergiquement. Elle donne lieu quelquefois à des coliques ; la formuler ainsi :

Sulfate de soude...............	15 gr.
Follicules de séné.............	5 —
Eau........................	200 —
Miel de mercuriale.............	30 —

F. s. a. pour un lavement.

Sevestre.

Eau bouillante..........	100 gr.
Manne en larmes.........	30 —
Follicules de séné........	4 —
Poudre de café torréfié....	10 —

M. S. A.

A prendre dans la journée.

RACHITISME.

Tillaux.

L'ostéoclasie instrumentale présente l'inconvénient d'exiger un appareil coûteux, qui est assez compliqué et que le praticien n'a pas toujours à sa disposition. De plus, cette méthode n'offre pas la régularité, la correction de l'*ostéotomie*, qui permet de préciser absolument l'acte opératoire.

Aussi, sans repousser l'ostéoclasie qui a fait ses preuves, j'estime que l'avenir appartient plutôt à l'opération rivale.

Descroizilles.

N° 1. Iodure de potassium........   4 gr.
    Sirop d'écorces d'oran-
       gesamères ....   } ää 100 —
    Eau de tilleul ....   )

2 à 8 cuillerées à café, par jour.

N° 2. Teinture d'iode ....   1 gr.
    Sirop de gentiane.........   100 —

2 à 10 cuillerées à café, par jour.

N° 3. Phosphate de chaux........   5 gr.
    Carbonate de soude ....   10 —
    Sucre de lait...........   15 —

En 30 paquets : 2 à 4 par jour.

Comby.

Hygiénique et pharmaceutique, le traitement donne des succès, à la condition d'être plus hygiénique encore que pharmaceutique.

I. TRAITEMENT HYGIÉNIQUE. — 1° A défaut des instituts spéciaux qui existent à l'étranger, séjour au bord de la mer pendant la plus grande partie de la journée et usage des bains de mer ; commencer, s'il y a intolérance, par des bains de mer chauds (de 3 à 4 minutes).

2° A défaut de la possibilité de faire un séjour au bord de la mer, bains salés (2 à 3 kilogrammes de sel marin pour chaque bain), durant 15 à 20 minutes, ou bains d'eaux chlorurées sodiques.

3° Comme régime, 4 à 5 repas par jour, à des intervalles de trois heures et avec des aliments riches en phosphates alcalins et calcaires : laitage, œufs, crèmes, soupes aux pâtes, purées de légumes secs; peu ou point de viande, pas de crudités; lait pour boissons, mais en quantité modérée.

II. TRAITEMENT PHARMACEUTIQUE. — 1° Par les phosphates : préférer aux poudres les solutions phosphatiques (chlorhydro et acéto-phosphate de chaux, à dose de 1 à 3 cuillerées à café par jour) ou bien le lait phosphaté.

2° Par l'huile de foie de morue, en commençant par une cuillerée à café, pour arriver à 5 et 6 cuillerées à soupe par jour. On pourra, pendant les chaleurs de l'été, la remplacer par le beurre iodo-phosphoré, selon la formule suivante imitée de Trousseau :

Beurre frais	500 gr.
Iodure de potassium.	25 centigr.
Bromure de potassium	1 gr.
Chlorure de sodium	8 —
Phosphore.	1 centigr.

Dose : 100 grammes par jour, étalés sur du pain.

3° Par le phosphore : prescrire l'huile de foie de morue phosphorée :

Huile de foie de morue	1,000 gr.
Phosphore	10 centigr.

Dose : 1 à 3 cuillerées à café, selon l'âge des enfants.

On n'a jamais constaté aucun inconvénient. Cependant, après les accidents observés récemment, il faut conseiller ces préparations avec une grande prudence.

Pour remplacer l'huile de foie de morue phosphorée, on aurait, au besoin, l'émulsion bien connue de Kassowitz et dont, pour mémoire, voici la formule :

Phosphore .... 1 centigr.
Lipanine......................... 30 gr.
Sucre pulvérisé .... }
Gomme pulvérisée. .... } ââ 15 —
Eau distillée.................... 40 —

Une cuillerée à café par jour.

RÉVULSION.

Hayem.

Vésication par l'acide phénique. — L'intolérance des enfants pour les préparations cantharidiennes est connue; c'est une des difficultés les plus sérieuses. Outre les accidents qu'elles peuvent occasionner, elles provoquent une douleur telle que les petits malades s'agitent, déchirent les ampoules, irritent la plaie, qui ne guérit parfois que très difficilement et qui est une porte ouverte aux infections venant de l'extérieur.

Prescrire, de préférence aux vésicatoires, les badigeonnages phéniqués avec la solution alcoolique au 1/10e d'acide phénique :

Acide phénique cristallisé .... 1 gr.
Alcool à 90° .... 9 —

A. Ollivier.

Vésicatoire phéniqué chez les enfants. — 1° Afin d'éviter la diffusion en dehors de la zone sur laquelle on veut faire porter la révulsion, on isole cette zone au moyen d'une couche de vaseline;

2° On enlève la matière grasse qui peut être à sa surface, avec un tampon de ouate trempé dans l'alcool concentré ou mieux dans l'éther;

3° Lorsque la région est bien détergée, on la frotte avec un autre tampon de ouate plongé dans la solution de M. Hayem et fixé sur une petite tige de bois ;

4° On attend pendant une minute environ que la peau soit devenue blanche, puis, avec un pinceau imbibé d'un peu d'alcool, on enlève l'acide phénique en excès;

5° On panse avec une couche de ouate fixée par une bande.

La douleur est assez vive pendant une dizaine de minutes, et diminue ensuite notablement; elle est comparable, à tous points de vue, à celle que produit une application de teinture d'iode. La teinte brunâtre de la peau persiste assez longtemps, parfois pendant quelques mois, mais je l'ai toujours vu disparaître.

J'ai fait appliquer de cette façon des vésicatoires dont le diamètre a varié de 5 à 12 centimètres.

Je me suis demandé si je ne substituais pas aux inconvénients de l'élimination cantharidienne ceux d'une intoxication phéniquée, si je n'observais pas la coloration foncée des urines qui la caractérise, et même de l'albuminurie. Effectivement, les urines ont présenté quelquefois une teinte différente de leur teinte normale, mais assez faible, grisâtre ; en outre, elles n'ont jamais renfermé d'albumine ; chez une fillette de six ans, atteinte de pneumonie et qui avait de l'albumine avant l'application de l'acide phénique, il n'y eut pas d'augmentation de l'albuminurie sous son influence.

Des remarques analogues ont été faites par M. Hayem, qui n'hésite pas à recourir aux badigeonnages en question chez les brightiques.

Les applications ont été faites chez des enfants de deux à quinze ans; il n'y a pas eu plus d'accidents chez les jeunes que chez les plus âgés.

La plupart des petits malades étaient atteints d'affections des organes respiratoires: adénopathie bronchique, broncho-pneumonie, congestion pulmonaire, pleurésie et surtout phtisie. J'ai obtenu également de bons résultats dans les affections récentes du cœur et du péricarde, etc.

Cette méthode me paraît d'autant plus avantageuse que les vésicatoires à la cantharide ne peuvent être répétés qu'à des intervalles assez longs et que, d'autre part, les enfants redoutent à l'extrême les cautérisations au thermocautère.

Je n'hésite pas non plus à employer les vésicatoires phéniqués dans les complications pulmonaires de la diphtérie, parce que je n'ai jamais vu jusqu'ici l'exsudat pseudo-membraneux se produire, comme cela arrive si souvent avec les vésicatoires cantharidiens, au point où l'application a été faite.

En résumé, je crois qu'on peut revendiquer pour le vésicatoire phéniqué les avantages suivants:

1° Il agit plus vite, cause moins de douleur et est mieux supporté par les enfants que le vésicatoire cantharidé;

2° Il évite les inconvénients bien connus de l'élimination de la cantharide du côté des reins et de la vessie;

3° Ne produisant pas de plaie proprement dite, il n'expose ni aux irritations, ni aux ulcérations consécutives;

4° On peut le renouveler aussi souvent que c'est nécessaire.

RHUMATISME.

Germain Sée.

Rhumatisme chronique. — Le salicylate de soude donne dans le rhumatisme chronique de très bons résultats.

Dujardin-Beaumetz.

Rhumatisme chronique. — Le salicylate de soude n'est efficace que pour combattre les douleurs, dans les périodes d'exacerbation aiguë.

Jules Simon.

Rhumatisme chronique infantile. — 1° Immobiliser les articulations rhumatisées, que l'on badigeonnera avec de la teinture d'iode ou sur lesquelles on appliquera un emplâtre de ciguë.

2° A l'intérieur, prescrire alternativement la teinture de colchique à la dose de IV à X gouttes par jour en deux fois et les iodures alcalins.

Pendant quinze jours, faire prendre à chaque repas une dose de 15 centigrammes d'iodure de potassium. On peut, s'il y a indication, la remplacer par une cuillerée à dessert de sirop d'iodure de fer, administré durant le repas.

Pendant les quinze jours suivants, faire prendre dans la journée V à X gouttes de teinture de semences de colchique.

On peut attendre de l'emploi des eaux minérales de très bons résultats, surtout pour les cas où les autres traitements auraient échoué.

Il n'y a de contre-indication que l'existence de complications cardiaques, viscérales, cérébrales ou rénales, et ces complications sont tout à fait exceptionnelles.

Chez les jeunes rhumatisants scrofuleux, les eaux chlorurées de Bourbonne-les-Bains, grâce à leur action excitante, seront données avec avantage en bains ou en douches. Température très élevée : 56-58°; contenance 5 à 6 grammes de chlorure pour 100.

Les eaux chlorurées fortes de Salins (Jura), de Salins-les-Moûtiers (Savoie), de Salies-de-Béarn (Basses Pyrénées) sont plus fortes en chlorure, mais beaucoup moins chaudes (11-15°), on est même obligé de les chauffer. Leur indication est la même que celle des eaux de Bourbonne-les-Bains.

Les enfants rhumatisants simplement débilités se trouveront bien à Aix-en-Savoie, où le massage est pratiqué d'une façon remarquable. Le climat est très chaud, même en automne et les eaux ont une thermalité très grande.

Cauterets, Luchon et Barèges sont également indiqués pour cette catégorie de malades.

Il est rare de relever des troubles digestifs chez les petits rhumatisants; si le cas se présentait, comme les eaux sulfureuses sont alors contre-indiquées, il faudrait se contenter de Plombières et de Royat, qui ont une minéralisation plus faible et qui sont par conséquent bien suffisantes, lorsque les formes du rhumatisme ne sont pas encore très accusées ou très anciennes, ce qui est le cas de ces malades.

Enfin les sources de Luxeuil (Haute-Saône) sont indiquées chez les jeunes filles rhumatisantes, atteintes de chlorose franche et chez lesquelles l'approche des règles pourrait faire éclore des états névropathiques divers : dans cette station, on dispose d'eau thermale saline excellente contre les manifestations rhumatis-

males, et on y trouve aussi une eau ferrugineuse
puissante contre la chlorose.

A l'inverse de ce que l'on fait pour l'adulte, il ne
faut pas conseiller Vichy, contre le rhumatisme chronique des enfants. En raison de l'état d'anémie qui
coexiste toujours chez eux avec le rhumatisme, nous
devons nous abstenir de la médication alcaline. N'en-
voyez jamais les jeunes sujets à Vichy, même si leur
affection porte sur les voies digestives; même si elle
se complique de congestion hépatique, de polycholie ;
là où Vichy triomphe chez l'adulte d'une façon incontestable, il ne produit plus chez l'enfant, toujours un
peu anémique, qu'une action plus ou moins dépres-
sive.

A. Ollivier.

Rhumatisme chronique. — Prescrire la médication arsenicale.

Hanot.

Endocardite rhumatismale. — Quand le rhumatisme a atteint le cœur, on combattra l'inflammation
des séreuses de cet organe par des vésicatoires volants à la région précordiale, ou, si l'on craint de dé-
nuder le derme dans une salle infectée de diphtérie, on
se contentera de badigeonnages à la teinture d'iode.

Les ventouses scarifiéeset surtout les sangsues, re-
commandées par la plupart des auteurs, en pareille
circonstance, peuvent être utiles, lorsqu'une péricar-
dite rhumatismale s'accompagne de douleurs vives
et d'une grande dyspnée.

On a recommandé les mercuriaux associés à l'o-
pium.

On a également administré le mercure, soit en frictions sur la peau, soit sous forme de calomel.

Enfin on peut administrer le salicylate de soude, qui, non seulement diminue les douleurs dans le rhumatisme articulaire aigu, abrège la durée de la maladie, mais diminue encore la fréquence de la complication endocarditique. Le salicylate de soude serait comme le spécifique de l'infection rhumatismale, le remède prophylactique et curatif de l'endocardite rhumatismale.

ROUGEOLE.

Dieulafoy.

Rougeole maligne. — A 3 heures, bain à 26°, de douze minutes, affusions froides sur la tête : abaissement de la température (39°,5) et de la respiration (70).

A 5 heures, deuxième bain.

A 9 heures, troisième bain.

A 2 heures du matin, quatrième bain.

A 5 heures, cinquième bain : amélioration considérable, abaissement de la température, sommeil.

A 6 heures du soir, sixième bain.

Le bain froid fait reparaître les urines : la peau devient molle, la température tombe à 38°,5. Quant à l'éruption, elle pâlit, mais suit son cours.

Grancher.

La rougeole, comme toutes les maladies contagieuses de l'enfance, se répand surtout par le mode indirect. Dans une enquête qui a porté sur plusieurs années, recherchant l'origine des cas intérieurs du service, j'ai pu pour le plus grand nombre trouver l'agent intermédiaire ; c'est un jouet transporté d'un lit sur un autre, un vêtement du malade infectieux déposé sur un lit pendant qu'on le déshabille ; c'est le personnel médical venant du service d'isolement et entrant sans désinfection préalable dans la salle commune.

Descroizilles.

Toux de la rougeole. -- Prescrire une préparation calmante ainsi formulée :

Alcoolature d'aconit.	20 centigr.
Extrait de belladone	1 —
Sirop de guimauve	3 gr.
— de capillaire	10 —
Eau de fleurs d'oranger	30 —

A prendre par cuillerées à café.

Sevestre.

La rougeole est très contagieuse et très diffusible : un cas unique dans une salle d'école ou d'hôpital infecte presque à coup sûr et d'emblé tous les enfants suscepti d'être atteints. Ces faits sont si frappants, qu'on ne peut se défendre de l'idée que l'air est le véhicule nécessaire du transport, au moyen d'un substratum solide, mucus nasal ou bronchique desséché.

En effet, d'une part, la contagion se fait souvent entre les lits les plus voisins ; d'autre part, les infirmières chargées du service des contagieux à l'hospice des Enfants-Assistés et passant sans précaution d'un pavillon à l'autre, transportent rarement la maladie, et le médecin ne porte jamais la contagion dans sa clientèle ; enfin la simple séparation dans deux chambres voisines suffit à limiter l'extension de la rougeole. Cependant si l'air peut transporter la contagion, il ne le peut que pour des distances très limitées.

RUBÉOLE.

Sevestre et Juhel Renoy.

I. HYGIÈNE. — Dans la plupart des cas, en présence de la bénignité extrême de l'affection, on pourra se contenter de quelques mesures hygiéniques.

On maintiendra le malade à la chambre et on donnera une alimentation légère. Si la température est élevée, on prescrira le repos au lit ; en cas de troubles gastriques, si l'appétit a disparu, si la langue est revêtue d'un enduit plus ou moins abondant, il sera bon d'ordonner un purgatif, le calomel de préférence, qui possède en même temps des propriétés antiseptiques. L'antisepsie de l'intestin pourra être réalisée par le naphtol associé au salicylate de bismuth.

Une fois l'éruption terminée, le malade sera lavé et baigné, après plusieurs onctions à la vaseline boriquée, pour favoriser la desquamation.

II. TRAITEMENT.— Il sera nécessaire d'intervenir plus activement dans les formes graves, et, en cas de complications ; les indications à remplir varieront d'ailleurs suivant chaque cas.

III. PROPHYLAXIE. — En présence de la nature contagieuse de la rubéole, des mesures prophylactiques devront être prises dès l'apparition de l'affection.

Une fois le premier cas signalé, le local occupé par les enfants qui étaient en contact avec le malade sera fermé ; on désinfectera soigneusement la pièce où se tenait le malade. Celui-ci sera immédiatement isolé dans une chambre ou un pavillon spécial, où il ne devra avoir aucune communication avec l'intérieur, pendant toute la durée de son éruption. L'isolement ne sera levé que lorsque l'enfant aura été lavé et baigné antiseptiquement.

En Angleterre, depuis 1886, un règlement fixe à deux semaines à partir du jour de l'éruption, le temps à laisser écouler pour la réadmission dans les écoles. Il serait désirable que pareille ordonnance fût rendue en France.

Tout enfant suspect sera mis en quarantaine de vingt jours. Après cette période, il peut retourner à l'école, si on constate l'absence complète de phénomènes de catarrhe.

Enfin dans les hôpitaux, un personnel spécial devra être attaché au service de la rubéole et n'avoir aucune communication avec les autres enfants non atteints.

Comby.

Le traitement est des plus simples : pas de médicament à prescrire.

Le malade gardera la chambre, sinon le lit.

Il s'abstiendra de manger, se contentant de bouillons, lait, tisanes, etc.

Deux ou trois bains, après la guérison, compléteront l'action thérapeutique.

SCARLATINE.

Jaccoud.

Il n'y a pas de néphrite grave chez les scarlatineux qui boivent du lait, et c'est là un précepte extrêmement utile à suivre.

Grancher.

Pratiquer l'antisepsie par tous les moyens possibles.

Employer les moyens généraux d'antisepsie : désinfection, lavage des salles, des linges, etc.

Chaque matin, nettoyer soigneusement la gorge et la bouche de tous les scarlatineux sans exception, en faisant une irrigation d'un liquide antiseptique tiède (eau boriquée à 3 pour 100). Pour cela, chacun d'eux a deux canules constamment conservées dans l'eau phéniquée ; elles lui sont personnelles et ne servent qu'à lui seul pour cette irrigation.

De plus, si le malade a du coryza, si léger fût-il, l'irrigation à l'eau boriquée portera également sur les fosses nasales.

Présente-t-il, en outre, quelques fausses membranes sur les amygdales, aussitôt on les enlève à l'aide d'un tampon sec ; puis, à l'aide d'un autre tampon de ouate hydrophile, on badigeonne les amygdales et les parties voisines avec une solution de glycérine boriquée à 1/10°.

L'antisepsie absolue de la gorge et de la bouche est est donc ainsi assurée ; pour celle des fosses nasales, en dehors des irrigations accidentelles qu'on fait en cas de coryza, on introduit dans les narines de tous les enfants un petit tampon de coton hydrophile imbibé d'huile de vaseline boriquée. Cette mesure est appliquée tous les matins sans exception.

Tous les deux jours régulièrement, on fait l'analyse des urines de chaque enfant.

Outre ces précautions, chaque petite fille a sa vulve lavée tous les jours avec de l'eau boriquée tiède.

A l'heure des repas, tous les enfants qui peuvent manger ont de nouveau leur bouche et leur gorge désinfectées.

Puis ils reçoivent sur leur lit un petit panier en fil de fer, contenant leur couvert, leur assiette, leur serviette et leur verre.

Aussitôt le repas terminé, le tout est emporté et l'on plonge deux fois de suite dans deux étuves différentes, contenant et contenu.

Mêmes précautions à tous les repas, toujours précédés de l'antisepsie de la gorge et de la bouche, qu'on pratique une dernière fois avant le sommeil des enfants.

On voit quels soins et quelles précautions demande cette antisepsie particulière de la gorge et de la bouche, dont l'importance est capitale dans la scarlatine.

Aucune des autres précautions d'antisepsie générale ne doit être négligée, telle que l'enlèvement immédiat des déjections, des crachats, en un mot de tout ce qui constitue un danger permanent de contagion.

Les résultats de ces pratiques ont été excellents, car la mortalité, à l'hôpital des Enfants-Malades, qui était auparavant de 20 pour 100 environ, est tombée maintenant à 3 pour 100.

E. Vidal.

L'acétate d'ammoniaque est toléré par l'organisme, à la dose de 1 gramme par année d'âge, chez les enfants et chez les adultes. Cependant, chez l'adulte, ne jamais dépasser la dose de 35 grammes par jour.

A cette dose, il abaisse rapidement les hautes températures de l'organisme, et constitue un moyen précieux de traitement de la scarlatine, et peut-être aussi des autres *fièvres éruptives*.

L'action du médicament est d'autant plus rapide qu'il a pu être administré plus près du début de la maladie,

Descroizilles.

Carbonate d'ammoniaque	1 gr.
Eau de menthe...............	5 —
— de tilleul	20 —
Sirop	15 —

Quatre à six cuillerées à café, par jour.

S'il se présente des phénomènes ataxiques :

Musc....................	1 gr.
Carbonate d'ammoniaque	0 — 20
Sirop....................	10 —
Eau.....................	80 —

Quatre à six cuillerées à café, par jour.

Hutinel.

En attendant que le microbe spécial de la scarlatine soit parfaitement connu, il est certain que la plupart de ses complications sont dues à la pénétration d'un streptocoque à travers la muqueuse pharyngée, ce qui explique pourquoi les grosses amygdales sont une mauvaise condition par rapport aux complications de la scarlatine, ainsi que les lésions nasales.

L'antisepsie a été faite dans le pavillon des scarlatineux à l'hôpital des Enfants-Malades, en s'inspirant de ces données, et les précautions ainsi prises ont certainement contribué à améliorer les résultats obtenus.

Tous les jours, on fait trois ou quatre fois par jour dans la bouche des malades des irrigations naphtolées ou boriquées.

De plus, on fait, au besoin, sur les amygdales des attouchements avec de la ouate hydrophile, trempée dans de la glycérine boriquée.

En outre, comme précaution générale, on s'attache surtout à empêcher le froid, et les enfants sont maintenus au lit pendant quatre semaines.

Enfin, leur alimentation est surveillée avec soin et composée surtout de lait en abondance.

SCLÉRÈME.

Legroux.

Couveuse, gavage, massage, bains chauds, alcool.

SCLÉROSE CÉRÉBRALE.

Richardière.

Le traitement des scléroses cérébrales primitives variera nécessairement suivant la période en présence de laquelle on se trouvera.

Institué au début, il pourra être efficace. Plus tard, il devra se borner à remédier à quelques-unes des lésions secondaires.

Si l'on est appelé au début, alors qu'il existe une lésion conjonctive en voie d'évolution, contre laquelle nous ne sommes pas absolument désarmés, on pourra, à l'avantage du petit malade, essayer les divers révulsifs dont dispose l'arsenal thérapeutique.

On pourra appliquer des sangsues derrière les oreilles, mettre un vésicatoire à la nuque, mais, vu la tendance à la chronicité de la lésion, nous croyons que l'application d'un séton ou d'un cautère sera encore plus indiquée.

L'observation personnelle nous manque d'ailleurs pour apprécier ces divers agents thérapeutiques.

On se trouvera également bien de l'administration du bromure de potassium et du chloral, en vue de diminuer la fréquence et la violence des accès convulsifs.

Dans la deuxième période, alors qu'il existe des lésions irrémédiables, le traitement sera purement symptomatique. On cherchera à empêcher l'atrophie des membres par l'application de courants continus ou interrompus, mais il faudra en surveiller rigoureusement l'emploi et les cesser dès qu'on s'apercevra qu'ils ont pu déterminer le retour des accès convulsifs.

On combattra de même l'atrophie des membres par les massages, les frictions stimulantes répétées.

S'il existe des symptômes d'irritation cérébrale, l'emploi des antispasmodiques sera encore indiqué et, si les circonstances le permettent, on prescrira un ou plusieurs séjours aux bains de Bagnères-de-Bigorre, dont le docteur J. Simon recommande vivement l'emploi en pareille circonstance. Quelques-uns de ses petits malades se sont merveilleusement trouvés d'une semblable cure thermale. En tout cas, on proscrira les bains de mer, nuisibles par leur stimulation excessive.

SCOLIOSE.

De Saint-Germain.

Les bains de mer doivent être défendus aux scoliotiques.

SCROFULE.

Verneuil.

Sirop antiscrofuleux.

Iodure de potassium	4 gr.
Teinture d'iode	4 —
Sirop de gentiane .... }	
— de quinquina .... }	ãã 150 —

Faire dissoudre.

Une ou deux cuillerées à café par jour, aux enfants atteints de scrofule.

Huile de foie de morue et tisanes amères.

Laboulbène.

Engorgements mono-articulaires. — Prescrire :

    Extrait de suc de ciguë. . . . . 10 gr.
    Cérat . . . . 40 —
    Eau . . . . Q. S.

Délayer l'extrait dans l'eau et mêler avec le cérat. En même temps, donner des pilules de ciguë.

Jules Simon.

Pommade fondante :

    Extrait de ciguë. . . . .)
       —   de belladone . . . . . .) āā 4 gr.
    Iodure de potassium . . . . . .)
    Axonge. . . . . 32 —

F. s. a. une pommade, pour frictionner les ganglions strumeux engorgés.

Médication dépurative à l'intérieur.

Gommes scrofuleuses. — Dans le cas de doute sur la nature d'une gomme, commencer par une médication antisyphilitique.

Si cette dernière échoue, et que l'on ait acquis la conviction qu'il s'agit bien d'une gomme scrofuleuse, on prescrit l'huile de foie de morue, le fer, l'arsenic, les inspirations d'oxygène, la suralimentation.

Si le traitement interne reste sans résultat, on détruit sur place, le plus promptement possible, le foyer spécifique, à l'aide de caustiques appropriés, le chlorure de zinc par exemple.

La curette peut également rendre d'utiles services.

Descroizilles.

```
No 1. Arséniate de soude .........    0 gr. 10
     Sirop de quinquina. ........  600 —
```

Une à cinq cuillerées à café, par jour.

```
No 2. Iodure de potassium ....... }  āā  2 gr.
      Extrait de quinquina. ...... }
      Sirop antiscorbatique. ..........  20 gr.
      Infusion de pensées sauvages. ....  30 —
```

Solution résolutive antistrumeuse :

```
No 3. Chlorure de sodium. ........    40 gr.
      Sulfate de magnésie. ........    15 —
      Teinture d'iode ...........     1 —
      Eau distillée. ............   150 —
```

Faire dissoudre. — On imbibe des compresses de
cette solution, et on les applique sur les engorgements
strumeux des enfants.

En même temps, on ordonne un traitement général
approprié à l'état du sujet.

Brissaud.

I. RÉGIME. — Un air pur et sec, dans un climat
tempéré, à l'abri des brusques changements de température.

Une habitation, exposée à la fois au levant et au
couchant, ni étroite, ni humide.

Le régime alimentaire se composera de viandes
rôties, de légumes frais, de laitage, de vins généreux,
mais la misère, neuf fois sur dix, est la cause du
mal.

A défaut de ces moyens, recommander la gymnas-

tique, qui procure une fatigue salutaire, favorise les
fonctions cutanées, développe les muscles thoraciques
et amplifie les mouvements respiratoires ; les frictions
sèches sur la surface tégumentaire, qui stimulent la
circulation périphérique et régularisent la sécrétion
épidermique ; enfin les bains, médicamenteux ou non,
mais administrés à température croissante.

II. TRAITEMENT. — Le traitement par les eaux
thermales n'a de valeur qu'autant qu'il peut être suivi
dans la station balnéaire même. Qu'on s'adresse aux
sources des Pyrénées, de la Suisse ou de la Savoie, la
vie au grand air, dans une atmosphère pure, pendant
la belle saison, voilà le principal bénéfice qu'on peut
tirer de ces cures.

Mais les bains de mer, à part quelques cas spéciaux,
répondent mieux encore aux principales indications ;
selon les circonstances, choisir entre la Méditerranée,
la Manche et l'Océan.

Parmi les médications préconisées, les unes sont
encore destinées à réveiller l'appétit, à stimuler les
fonctions digestives : les amers, gland torréfié, feuilles
de noyer, houblon, quinquina, gentiane ; les autres
tendent à modifier le régime des fonctions assimila-
trices par une sorte de propriété spécifique. L'iode,
sous toutes les formes, répond à cette indication :
l'iodure de fer, l'iodure de potassium, l'iode métallique.

L'huile de foie de morue produit des résultats
plus merveilleux encore. Dose quotidienne de 50 à
60 grammes. Le malade en prendra autant qu'il en
pourra supporter sans préjudice pour son appétit et la
régularité de ses fonctions digestives.

E. Besnier.

L'iode et l'iodoforme, en nature, donnent des résultats supérieurs à ceux des iodures alcalins.

1° Donner la teinture d'iode. — Aux petits enfants, 1 goutte par jour, diluée dans une petite quantité de bouillie de farine au lait ;

2° Prescrire l'iodoforme, qui peut être continué longtemps :

$$\text{Iodoforme} \ldots \ldots \ldots \ldots \ldots \ldots \text{10 centigr.}$$
$$\text{Miel} \ldots \ldots \ldots \ldots \ldots \text{120 gr. 10} \quad —$$

Tous les jours, de 1 à 2 cuillerées à café, qui contiennent 5 milligrammes d'iodoforme par cuillerée à café. On peut augmenter cette dose quotidienne.

Variot.

L'enfant scrofuleux sera surveillé et traité de bonne heure ; c'est un terrain maigre qu'il faut enrichir.

Il faut, par tous les moyens, surexciter le mouvement de la nutrition.

Il vivra à la campagne, dans un lieu sec et élevé, ou mieux encore au bord de la mer.

Il est vrai qu'il y a plus de scrofule et de tuberculose sur le bord de la mer, dans la population des pêcheurs, que partout ailleurs. Est-ce là un argument contraire à l'opinion généralement admise que les enfants scrofuleux doivent trouver de grands avantages à vivre sous l'influence de l'atmosphère du bord de la mer ? Non assurément.

Si les enfants des marins, des pêcheurs sont si souvent scrofuleux et tuberculeux, c'est qu'ils vivent dans des conditions d'hygiène des plus déplorables, c'est qu'ils sont presque toujours fils d'alcooliques et de syphilitiques, et souvent le produit de mariages consanguins, etc.

Ceci prouve, une fois de plus, que l'atmosphère ne

suffit pas et qu'on ne saurait mettre les enfants scrofuleux en pension chez les marins et les pêcheurs,
comme on l'a proposé, et qu'il faut continuer à les
hospitaliser dans des établissements spéciaux réunis-
sant toutes les conditions de confort possible au bord
de la mer.

L'enfant prendra plusieurs heures d'exercice par
jour, au grand air ; il fera de la gymnastique.

Il sera bien vêtu, bien protégé contre le froid, car
il est frileux, à cause de la pauvreté de son sang.

Son alimentation sera substantielle et des plus ani-
malisées.

On lui donnera des fortifiants, tels que l'huile de foie
de morue, à dose progressive, et des préparations de
quinquina.

Il prendra de grands bains salés, plusieurs fois par
semaine, et, si les circonstances le permettent, on l'enverra aux stations salines de Salies-de-Béarn.

SEVRAGE DE L'ENFANT.

Budin.

L'enfant sera sevré le plus tard possible, de 15 à
18 mois.

Le pain, la viande, les légumes, le vin, l'alcool, le
café, etc., seront sévèrement proscrits, car ils amènent de la diarrhée et de l'amaigrissement. L'enfant, incapable de digérer de pareils aliments, prend un
aspect tout particulier : son facies est émacié, sa peau
est ridée, ses membres sont grêles et, par opposition,
son abdomen est volumineux, distendu par des gaz
qui se sont développés dans l'intestin : il a un ventre
de batracien. Si l'on n'y prend garde, il finit par suc-
comber.

Ne sevrez pas les enfants pendant l'été, car le lait s'altère plus facilement dans cette saison et devient la cause de diarrhées graves.

SPERMATORRHÉE. SUITE D'ONANISME.

Germain Sée.

1º Chaque jour, 1 à 2 grammes d'iodure de potassium, mélangé avec du sirop de rhubarbe;

2º Chaque jour, 7 à 10 centigrammes d'extrait alcoolique de digitale, associé avec le double de sulfate de quinine;

3º Lavement laxatif quotidien;

4º Douches sulfureuses chaudes au début; puis, hydrothérapie froide;

5º Régime substantiel (viandes, fécules);

6º Exercice modéré, mais régulier, notamment gymnastique et natation.

SPINA BIFIDA.

Paul Berger.

Spina bifida lombaire. — Ouverture du sac, puis introduction entre les lames vertébrales d'une rondelle osseuse, découpée dans l'omoplate d'un jeune lapin qu'on vient de sacrifier.

Au bout de quatre semaines, la guérison est absolue; la cicatrice très solide. La plaque osseuse artificielle a donc été parfaitement tolérée.

Kirmisson.

Spina bifida crânien. — Compression, si elle est bien supportée.

Ponction, seulement dans la *méningocèle* et l'*hydren-céphalocèle*.

Ligature dans la méningocèle. Elle est contre-indiquée dans l'hydrencéphalocèle.

De Saint-Germain.

Il faut être prudent dans la cure du spina bifida; on doit se borner à protéger et à comprimer légèrement la tumeur et on n'aura jamais à regretter cette temporisation, car la poche diminuera de volume et disparaîtra presque complètement. Une intervention intempestive accélérerait l'apparition des phénomènes de méningite et hâterait la mort du malade.

SPLÉNO-PNEUMONIE.

Grancher.

Révulsion faite sur le côté malade, sous forme de badigeonnages de teinture d'iode, de ventouses sèches, de pointes de feu.

A la période de convalescence, alimenter et tonifier le malade du mieux que l'on pourra; surveiller surtout le poumon.

Beaucoup de ces malades, étant des tuberculeux en puissance, relèvent de la thérapeutique de la tuberculose.

STOMATITE.

Jules Simon.

Stomatite ulcéreuse. — Prescrire gargarismes avec:

Alcoolature de cochléaria. . . . .   10 gr.
Teinture de quinquina . . . .   8 —
    —   de cachou . . . .   4 —
    —   de benjoin . . . .   2 —
Eau de Botot . . . . 200 —

Une à deux cuillerées à bouche dans un verre d'eau.

Aug. Ollivier.

Stomatite aphteuse chez les enfants. — Ayant eu l'occasion d'observer, dans mon service hospitalier, plus d'enfants atteints de stomatite aphteuse que je n'en observe d'habitude, j'ai fait une enquête, de laquelle il est résulté qu'un bon nombre de ces malades venaient des quartiers où la fièvre aphteuse sévissait sur les bêtes à cornes; plusieurs d'entre eux avaient été alimentés avec le lait des vaches contaminées. J'ai vu, dans ces faits, la confirmation d'une opinion émise, il y a près d'un siècle, oubliée depuis, défendue de nouveau énergiquement depuis quelques années, à savoir que le lait de vaches et de chèvres atteintes de fièvre aphteuse peut produire une stomatite aphteuse chez les personnes qui le boivent.

Lorsque dans une crèche, dans un pensionnat, quelques enfants sont pris de stomatite aphteuse, les médecins de ces établissements doivent avertir le directeur que le moyen le plus sûr et le plus simple pour arrêter l'extension de l'épidémie est de changer de vacherie ou de faire bouillir le lait.

Il va s'en dire que l'on prendra en même temps toutes les mesures propres à empêcher les enfants de se communiquer le mal les uns aux autres.

Descroizilles.

Stomatite diphtéritique ou gangreneuse. — Prescrire le gargarisme suivant :

          Quinquina rouge . . . .   10 gr.
          Eau . . . .   138 —

Faire une décoction.
Faire infuser :
          Roses rouges . . . .   3 gr.
          Eau bouillante . . . .   150 —

Réunir l'infusion à la décoction de quinquina et
ajouter :

          Teinture de myrrhe . . . .   4 gr.
          Acide chlorhydrique . . . .   VI gouttes.

Pour un gargarisme.

Comby.

**Stomatite aphteuse ou herpétique, chez les en-
fants.** — Prescrire la solution suivante :

          Chlorate de potasse . . . .   2 gr.
          Glycérine . . . .   20 —

F. s. a. — Toucher les ulcérations de la bouche, six fois
par jour, avec un pinceau trempé dans cette solution.

SYPHILIS DES NOUVEAU-NÉS.

Tarnier.

Le lait de chèvre donne de mauvais résultats.
Le lait d'ânesse est supérieur aux autres laits, mais
pendant les premiers mois seulement; le lait d'ânesse
est préférable et doit être continué longtemps, car il
faut tenir compte de la débilité des petits syphilitiques.
Faut-il nécessairement mettre l'enfant au pis ed

l'animal? On a prétendu, par ce moyen, lui donner du lait vivant : mais nous croyons que « physiologiquement, le lait n'est vivant qu'au moment où la cellule qui vient de le former se rompt : quand il est dans les conduits galactophores, il est déjà mort; si bien mort, que lorsqu'il a séjourné un certain temps dans la mamelle, il est déjà altéré et sa richesse a déjà diminué. »

Je ne serais même pas étonné, si l'altération du lait qui séjourne dans la mamelle était plus rapide que s'il était conservé dans un vase placé dans des conditions favorables.

Aussi, peut-on, à défaut d'un nombre suffisant d'animaux, donner le lait à la cuiller ou au verre.

Après les premiers mois, il faut donner du lait de vache coupé; ou bien du lait de chèvre, à la condition que l'enfant la tétera directement, car c'est la seule supériorité que nous lui reconnaissions sur la vache.

Alf. Fournier.

Syphilis héréditaire chez les enfants. — Les douleurs vagues dans les membres, surtout au niveau du tibia, l'os *de la vérole*, par excellence, sont, la plupart du temps, attribuées à la croissance : elles disparaissent sous l'influence d'une dose quotidienne de 1 gramme d'iodure de potassium.

Syphilis des nourrissons. — Quelle doit être la conduite du médecin consulté par une nourrice, au sujet d'un nourrisson qui lui est confié?

Deux cas peuvent se présenter :

1er *cas*. — Une nourrice à la campagne, ayant remarqué des symptômes suspects chez l'enfant qu'elle allaite et dont la famille est absente, demande conseil au médecin de la localité. Celui-ci doit sans hésitation :

a) Examiner l'enfant.

b) S'il est atteint de syphilis, prescrire le traitement, ordonner de cesser l'allaitement, prévenir soigneusement la femme des dangers de contagion multiples que le nourrisson, même sevré, fera courir à son entourage.

Par contre, sans se soucier de l'interprétation qu'on pourra donner à ses réticences, il ne devra :

Ni donner la raison pour laquelle il fait cesser l'allaitement ;

Ni révéler le diagnostic de la maladie ;

Ni l'inscrire sur le livret de la nourrice.

Et cela, parce qu'en révélant d'une façon quelconque la maladie de l'enfant, il n'ajouterait rien à la préservation de la nourrice, et que d'autre part, il révélerait du même coup la syphilis des parents, dont le secret lui est rigoureusement imposé.

2e cas. — Une nourrice sur lieu, résidant dans une famille, a remarqué chez l'enfant des boutons suspects et vient demander s'il y a danger pour elle à continuer l'allaitement.

Refuser de donner la consultation ; conseiller à la nourrice d'aller chercher la famille de l'enfant ou de provoquer une consultation du médecin de la famille, c'est l'exposer d'une façon certaine à la contamination. Cette femme, en effet, sait bien que la famille ne consentira pas à se soumettre à une pareille injonction ; elle se résignera, patientera et courra droit à la vérole.

Examiner l'enfant, et, s'il est syphilitique, déclarer à la nourrice le danger qui la menace, tel est donc le seul parti que doive prendre ici le médecin.

Mais d'autre part il ne doit :

Ni donner le diagnostic de la maladie de l'enfant ;

Ni délivrer d'ordonnance pour celui-ci ;

Ni délivrer de certificat à la nourrice ;

Attendu que :

a) La connaissance de la maladie est inutile à la préservation de la nourrice ;

b) Il n'a pas le droit de dire le nom de la maladie de l'enfant, puisque ce serait révéler la maladie des parents, dont il a eu connaissance dans l'exercice de sa profession ;

c) Le certificat n'aurait rien à voir avec le but poursuivi et pourrait être exploité par la nourrice, comme moyen de chantage ou d'intimidation envers la famille du nourrisson.

Jules Simon.

Syphilis acquise de l'enfant. — Elle résulte soit de l'infection au moment de l'accouchement, la mère ayant contracté la syphilis à la fin de la grossesse, soit de l'infection de l'enfant par la nourrice ou une autre personne.

Elle diffère de la syphilis héréditaire.

1° *L'enfant est âgé de cinq à six semaines.* — La liqueur de Van Swieten est préférable aux autres préparations, la prescrire ainsi :

Liqueur de Van Swieten.   XV à XX gouttes.

A prendre dans les 24 heures, par III ou IV gouttes, dans du lait.

On peut y joindre l'usage des frictions mercurielles, que l'on formulera ainsi :

Onguent napolitain. . . . . 2 gr.
Lanoline. 6 —

Mélez pour six doses. Chaque dose doit être isolée et enveloppée dans un papier paraffiné.

Une dose, chaque jour, en friction sous les aisselles.

Après deux à quatre jours, on administrera un bain tiède.

Les bains de sublimé sont utiles, surtout dans les cas rebelles; il faut les répéter tous les trois jours; pendant la durée de l'immersion dans l'eau, éviter la déglutition par l'enfant de quelques gouttes du liquide toxique.

Voici la formule de la solution mercurielle, dont on additionnera chaque bain :

    Sublimé corrosif . . . .   0 gr. 20
    Hydrochlorate d'ammoniaque . .   1 —
    Eau distillée . . . .   120 —

2º Si l'enfant est âgé de plus de six mois. — S'il est élevé au biberon, additionner le lait de sirop de Gibert. Un tiers de cuillerée à café de sirop de Gibert, à prendre dans les vingt-quatre heures par doses fractionnées et véhiculées dans l'eau.

Si l'enfant est nourri au sein, administrer une potion, dont chaque cuillerée à bouche contiendra :

    Sel mercuriel. . . . .   1 centigr.
    Iodure de potassium ou de so-
        dium. . . . .   1/2   —

L'iodure de sodium est souvent mieux toléré que l'iodure de potassium.

Voici une formule que l'on peut utilement employer.

    Biiodure de mercure . . . .   10 centigr.
    Iodure de sodium   5   —
    Eau distillée . . . .   Q. S.
    Sirop de fleurs de pensées sau-
        vages . . . .   210 gr.

Pour la posologie de cette préparation, on peut prescrire, suivant l'âge de l'enfant.

Une demi-cuillerée à café pour un enfant d'un an.

1 cuillerée à café pour un enfant de 2 à 3 ans.

2 cuillerées à café pour un enfant de 3 à 5 ans.

3 cuillerées à café pour un enfant de 5 à 8 ans.

On bien encore prescrire le calomel par prises, à raison de 1 centigramme :

Calomel .... 1 centigr.
Sucre blanc .... 1 gr.

F. s. a. Pour un paquet.

Chez les enfants, après sevrage, l'association du fer aux préparations mercurielles est utile. Dans ce but, on peut adopter la poudre composée suivante :

Calomel au protoiodure d'hydrargyre. 1 centigr.
Saccharure de carbonate de fer ...... 2 —

F. s. a. Pour un paquet.

En faisant varier les doses, on les proportionnera aisément à l'âge de l'enfant.

TÆNIA.

Laboulbène.

Faire macérer, pendant 24 heures, dans la valeur de deux verres d'eau :

Écorces de racines de grenadier . 60 à 90 gr.

Réduire ensuite à feu doux, puis à feu plus ardent, jusqu'à ce qu'il ne reste qu'un verre de liquide. Donner ce verre en deux fois, au moins, aux personnes qui vomissent facilement.

Dès qu'il se produit une sensation de malaise dans l'abdomen, administrer 30, 50, 80 et jusqu'à 100 grammes d'huile de ricin ou de l'huile d'olives, en une, deux ou trois fois.

En procédant ainsi, on a des chances d'obtenir l'expulsion complète du tænia, avec la tête.

Descroizilles.

```
Huile éthérée de fougère mâle . . . .   6 gr.
Calomel . . . . . . . . . . . . . . . . .  50 centigr.
Sucre en poudre . . . . . . . . . . . . . 15 gr.
Gélatine. . . . . . . . . . . . . . . . .  Q. S.
Eau distillée. . . . . . . . . . . . . . . 15 gr.
```

Pour faire une gelée, qu'on donne en une fois.

Avant de faire prendre cette préparation à l'enfant, le nourrir pendant deux jours, avec des aliments liquides, du lait, des potages peu épais.

Variot.

Combattre le tænia avec la décoction d'écorces de grenadier ou avec la décoction de kousso.

TAILLE HYPOGASTRIQUE

Félix Guyon.

Drainage méthodique. — Voici comment il faut pratiquer le drainage :

Le calcul étant extrait, suturer au catgut la moitié inférieure de la plaie vésicale, placer deux tubes en caoutchouc superposés, terminés par une courbure fixe, mise en contact avec le fond de la vessie; ces tubes doivent être assez longs, pour que l'autre extrémité puisse plonger dans un urinoir; après s'être assuré du bon fonctionnement de ces tubes-siphon, une injection faite dans l'un doit s'écouler par l'autre, les suturer aux téguments par un fil d'argent; suturer la paroi vésicale au-dessus des tubes; placer de la gaze iodoformée dans la partie inférieure de la plaie abdominale; pratiquer la suture en étage de cette plaie au-dessus des tubes; terminer par un pansement à la gaze iodoformée entourant les tubes, et enveloppant les organes génitaux; laisser ce pansement en place pendant trois jours.

Enlever les tubes du troisième au cinquième jour et placer alors dans l'urèthre une sonde à demeure de Pezzer.

Ce drainage préserve sûrement de l'infiltration.

Ledentu.

La taille hypogastrique est une opération facile, si facile qu'elle est à la portée de tous les praticiens; les instruments dont elle nécessite l'emploi sont très simples et se trouvent entre toutes les mains. Elle pourra être réussie par tout médecin habitué à l'antisepsie, après un seul exercice préalable sur le cadavre, tandis que la litholapaxie demande une habileté acquise par une longue pratique.

De plus, la taille sus-pubienne se fait presque à blanc; l'incision de la paroi se pratique exactement sur la ligne médiane; on tombe sur la ligne blanche, très étroite en cet endroit chez l'enfant, et qui est ponctionnée près du pubis, sectionnée sur la sonde; après avoir écarté les pyramidaux et les grands droits, on attaque avec précaution le fascia transversalis et le tissu cellulaire prévésical assez abondant, reconnaissable à sa couleur jaunâtre; la quantité de sang qui s'écoule est tout à fait insignifiante, ce qui constitue un avantage évident sur la taille périnéale, surtout chez les jeunes enfants. Le même avantage se continue pendant l'incision de la face antérieure de la vessie, moins vasculaire que la face postérieure.

Le haut appareil l'emporte encore sur le bas, en facilitant les précautions antiseptiques, en respectant les canaux éjaculateurs, en permettant un examen complet de l'intérieur de la vessie, soit à l'aide du doigt, soit en s'aidant d'un éclairage naturel ou artificiel, examen important, éloignant le danger très grave qui résulte de l'abandon d'un calcul ou d'un fragment de calcul dans le réservoir. L'avantage est encore plus marqué dans les cas de calculs adhérents et enchâtonnés, assez rares, il est vrai, chez l'enfant.

Mais c'est surtout en cas de calculs volumineux que la supériorité de la taille haute est évidente, tellement évidente qu'elle n'a jamais été niée. Il est impossible, ou du moins, très dangereux, d'extraire par la voie périnéale chez les enfants, des calculs de 3 centimètres et plus; par la voie hypogastrique, au contraire, il est facile, en refoulant le péritoine au besoin, de donner à la plaie vésicale des dimensions suffisantes pour le passage de calculs ayant 5 à 6 centimètres de diamètre; on peut, d'ailleurs, s'il est nécessaire, avoir recours au brise-pierre.

La blessure possible du péritoine est la principale objection toujours mise en avant, par les adversaires du haut appareil; aussi tous ses partisans se sont-ils évertués à la combattre; des recherches anatomiques trop rares ont été entreprises; elles portent : 1° sur la position que prend la vessie chez les jeunes sujets, quand elle est injectée; 2° sur la distance qui sépare alors le cul-de-sac péritonéal de la symphyse pubienne.

Périer.

Drainage méthodique. — Mon procédé diffère peu de celui de M. Guyon; les tubes-siphon sont traversés d'un fil, fixé de chaque côté à la paroi abdominale, à à l'aide de ouate collodionnée; ils ont ainsi un peu de jeu, peuvent monter et descendre avec la vessie, et fonctionnent mieux que lorsqu'ils sont fixés.

TARSALGIE DES ADOLESCENTS.

Léon Le Fort.

Pendant la première période, où la contraction musculaire disparait seule sous l'influence du repos, le meilleur mode de traitement sera le repos simple pendant un ou deux mois.

Puis, quand le malade reprendra ses occupations, on aura soin de lui faire porter dans sa chaussure une semelle de liège, plus épaisse au centre et au niveau du bord interne, et allant se terminer en mourant en avant, en arrière, et sur le bord externe. Le malade devra porter cette chaussure jusqu'au moment où la période de croissance sera achevée, c'est-à-dire jusqu'à vingt-trois ou vingt-quatre ans.

Panas.

Première période. — Se servir d'un appareil ayant pour but d'empêcher la déviation du pied et de prévenir la douleur que la marche ne manquerait pas de réveiller; appliquer une chaussure munie d'une tige jambière externe et d'une semelle métallique articulée au niveau du talon.

Deuxième période. — La contracture peut quelquefois disparaître par un simple redressement manuel; si cette manœuvre échoue, on devra recourir au sommeil chloroformique.

Quoi qu'il en soit, le pied une fois ramené en bonne position, on immobilisera le membre malade dans un appareil fixe, plâtré par exemple. Celui-ci pourra être après quelque temps remplacé par un silicate, qui aura l'avantage de permettre au malade de marcher avec des béquilles. Enfin, plus tard, l'orthopédie rendra les plus grands services.

Tillaux.

Repos au lit.

Si les contractures ne disparaissent pas, anesthésier le malade, remettre le pied en bonne position, et l'immobiliser dans un appareil plâtré, laissé en place pendant deux mois au moins.

TERREURS NOCTURNES.

A. Ollivier.

Les enfants qui sont atteints de frayeurs sont des nerveux; les traiter comme tels.

Ne pas prescrire d'emblée des douches et des lotions froides, car elles excitent. Avoir recours aux bains tièdes quotidiens, avec l'infusion de tilleul, de dix, vingt et même trente minutes.

Prescrire les sédatifs ordinaires du système nerveux; les bromures de potassium ou de sodium, en solution, aux doses de 50 centigrammes à 2 grammes par jour, suivant l'âge du malade.

La valériane et les préparations qui en dérivent, le chloral et l'antipyrine, peuvent également rendre service.

L'opium ne vaut rien.

Le sulfonal, à la dose de 12 à 25 centigrammes, administré une à deux heures avant le coucher, est un bon moyen.

Ne pas permettre une alimentation de nature à trop exciter le plexus solaire, dans la crainte que celui-ci, par réflectivité, n'ébranle le cerveau.

Huchard.

Hydrolat de tilleul.	40 gr.
Sirop de fleurs d'oranger	20 —
Uréthane.	50 centigr.

A donner par cuillerée à bouche, d'heure en heure.

Descroizilles.

Bromure de potassium	1 gr.
Sirop de chloral	30 —
Eau de tilleul.	90 —

Par cuillerée à café.

Variot.

Chez des enfants très nerveux, si les crises se répètent et persistent, administrer de grands bains tièdes avec de la décoction de tilleul.

Prescrire à faible dose le bromure de potassium, qui est un bon calmant; n'en pas prolonger l'usage, sans de sérieuses raisons.

TÉTANIE.

Jules Simon.

Rejeter l'électricité et la strychnine comme excitants de la moelle.

Employer les liniments belladonés, opiacés ou chloroformisés à l'extérieur; les préparations d'opium ou de belladone à l'intérieur.

THÉRAPEUTIQUE INFANTILE.

Dujardin-Beaumetz.

La marche des maladies chez l'enfant est souvent

plus rapide que chez l'adulte; s'il guérit plus vite, il est plus rapidement aussi en danger, à cause de la moindre résistance de son organisme. D'où la nécessité d'une thérapeutique active : « Frapper vite et juste » doit être, comme on l'a dit, la devise du médecin d'enfants.

Le corps de l'enfant, qui use à s'accroître tous les matériaux que l'alimentation lui apporte, n'a presque pas de réserve. Cette particularité nous fait une loi de le nourrir en toutes circonstances, en nous ingéniant à tourner les difficultés que soulève, dans les maladies aiguës ou chroniques, le mauvais fonctionnement de son appareil digestif. Une surveillance vigilante de l'alimentation s'impose non moins impérieusement, pendant la convalescence.

L'organisme de l'enfant présente des particularités physiologiques d'où découlent des indications thérapeutiques particulières. Chez lui, par suite de la rapidité de la circulation, de l'activité plus grande des échanges moléculaires, l'absorption est plus rapide aussi; l'intégrité ordinaire des émonctoires, que n'ont pas encore encrassés les scories d'une longue vie, rend l'élimination plus rapide aussi; quant à la réaction de l'organisme vis-à-vis des médicaments, par suite de l'impressionnabilité plus grande du système nerveux, de la brusquerie des réflexes vaso-moteurs, elle est souvent plus intense que chez l'adulte.

De là, certaines règles plus particulièrement applicables à la thérapeutique infantile : l'emploi de doses faibles, mais réitérées, la nécessité de tâter la tolérance individuelle, de s'informer des influences héréditaires, de s'enquérir si l'enfant a déjà pris tel médicament, à quelles doses et comment il l'a supporté. Outre les idiosyncrasies générales propres à l'enfance (belladone, opium, acide phénique, mercuriaux, etc.), il faut tenir compte des idiosyncrasies familiales.

Une difficulté naît d'ailleurs de l'impossibilité où l'on est, pour la première enfance toujours et même souvent pour la seconde, de consulter les sensations du malade afin d'apprécier d'après celles-ci l'effet des médicaments prescrits ; le médecin d'enfants est alors dans la situation du vétérinaire ; aussi doit-il, mieux que tout autre, connaître les actions physiologiques des drogues qu'il administre, se guider sur le pouls, l'état des pupilles, la diaphorèse, la soif, l'excrétion urinaire, etc.

Enfin la thérapeutique infantile diffère de celle des adultes par la nécessité d'approprier le mode d'administration des médicaments et la posologie aux particularités physiques et mentales des sujets, à leur poids et à leur caractéristique physiologique.

TOUX.

Cadet de Gassicourt.

Sirop de belladone . . . . 50 gr.
— Tolu . . . . 150 —

Une cuillerée à dessert, matin et soir ; chaque cuillerée contient 75 centigrammes de sirop de belladone.

Jules Simon.

N° 1. Teinture de belladone. . ⎱ āā 5 gr.
· Alcoolature d'aconit . . . ⎰

On met de ce mélange, dans 75 grammes de sirop simple :

1re année. . . . . X gouttes.
2e année . . . . XX —
3e année . . . . XXX —

Une cuillerée à café de la potion, toutes les heures.

N° 2. Bromure de potassium. . . . .   1 gr.
      Musc. . . . . 20 centigr.
      Hydrolat de tilleul . . . . }
         —   de fleurs d'oranger. } aa 50 gr.
      Sirop simple. . . . . 20 gr.

Une cuillerée à café, tous les quarts d'heure.

Dujardin-Beaumetz.

Bromure de potassium. . . . .   2 gr.
   —   d'ammonium . . . .   2 —
   —   de sodium. . . . .   1 —
Eau. . . . . }
Sirop de chloral . . . . } aa 60 —

Matin et soir dans un verre de lait :

1re et 2e année . . . . . . 1 cuillerée a café.
2e année 1   —   à dessert.

TREMBLEMENT ESSENTIEL HÉRÉDITAIRE.

Raymond.

I. TRAITEMENT. — La thérapeutique est impuissante pour faire disparaître cette espèce de tremblement.

II. HYGIÈNE. — On peut améliorer l'état des malades, en les soumettant à un régime approprié : absence complète d'excitants et d'alcools.

Prescrire l'hydrothérapie, les douches, les bains sulfureux, et l'électrothérapie (courants continus, ou mieux faradisations).

À l'intérieur, préparations bromurées, pilules de Clin au bromure de camphre (quatre par jour), noix vomique à la dose de IV à V gouttes à chaque repas.

TUBERCULOSE.

Lannelongue.

J'avais constaté les résultats favorables obtenus dans un cas d'hypertrophie congénitale énorme de l'avant-bras et de la main chez un enfant de quelques mois ; en recourant à des injections profondes de chlorure de zinc, je suis arrivé à réduire en quelques semaines le volume du membre de moitié ; le tissu mou avait été transformé en tissu dur et comme fibreux ; j'ai remarqué, durant le traitement, que l'action du médicament ne s'exerçait pas seulement au lieu de son application, mais s'irradiait à une certaine distance ; j'ai observé en outre que les solutions n'amenaient jamais d'escarres, lorsqu'on déposait le liquide au-dessous de l'aponévrose superficielle.

A partir de ce moment, je conçus le plan d'un traitement analogue ou similaire à appliquer aux tissus altérés, tuberculeux ou autres, et j'instituai des expériences sur les animaux, et des essais sur l'homme.

Le but de la méthode est de scléroser le tissu tuberculeux ; par là, on cherche la condition la plus contraire à l'existence du bacille, qui disparaît ou se montre impuissant dans les tissus sclérosés.

On fait pénétrer l'agent thérapeutique, non point dans les fongosités, ni dans les foyers tuberculeux, mais en dehors d'eux, autour d'eux seulement.

Ce mode d'application est basé sur la constitution anatomique et le mode d'accroissement des foyers tuberculeux ; en effet, à la périphérie des foyers tuberculeux, se trouvent les processus les plus récents et jeunes, tandis qu'au centre on trouve des produits dégénérés, frappés de mort ou en voie de nécrobiose.

C'est à la limite du foyer morbide que se multiplie

le bacille et que s'élabore sans cesse le tissu tuberculeux ; c'est donc la couche périphérique qu'il faut modifier tout d'abord.

Or, l'expérimentation enseigne que le chlorure de zinc produit une transformation fibroïde remarquable dans les tissus normaux des animaux ainsi que dans les tissus altérés, le tissu tuberculeux en particulier ; le médicament fixe, en les tuant, les éléments anatomiques au point où il est déposé et même à une assez grande distance, oblitère un certain nombre de capillaires et de petits vaisseaux ou rétrécit leur calibre en irritant leurs parois.

En même temps, au sein des tissus injectés, il se fait un afflux énorme de nouveaux éléments anatomiques qui infiltrent les tissus, même à une certaine distance du point d'application du médicament.

Puis, on voit les éléments du tissu morbide que l'agent thérapeutique avait fixés, se résorber lentement et disparaître, pendant que ces jeunes cellules s'organisent et forment un tissu fibreux, serré et compact : ultérieurement, ce tissu sclérosé paraît retourner vers le tissu cellulaire ordinaire : les parties reprennent peu à peu leur souplesse et leur forme, et les fonctions des organes locomoteurs se trouvent conservées.

C'est dans les tuberculoses non ouvertes et non suppurées que ces phénomènes sont les plus démonstratifs : gonflement des parties voisines, survenant très promptement ; changement de consistance, constaté au palper le deuxième ou troisième jour — les tissus fongueux ont plus de résistance et plus de tension, des noyaux durs et comme cartilagineux se produisent au lieu de l'injection — tendance marquée avec le temps vers le retour des tissus sclérosés à un tissu conjonctif plus lâche.

Dans les tuberculoses non ouvertes et suppurées,

le processus de réparation paraît suivre les mêmes phases que précédemment ; je commence par vider et laver la cavité suppurante, puis je fais l'injection à la périphérie des fongosités formant les parois de l'abcès ; quelquefois, le liquide se reproduit et l'abcès s'ouvre spontanément.

Dans les tuberculoses ouvertes, la méthode exerce un effet de sclérose sur les tissus mous, moins altérés et en second lieu prépare l'élimination des tissus caséeux et ramollis ; les opérations d'enlèvement de séquestres, de curage des os cariés, de résections partielles ne sont pas supprimées, mais on ne les pratique qu'après la sclérose des parties molles, dans des conditions plus avantageuses qu'auparavant.

En ce qui concerne la technique de la méthode, rappelons qu'il faut agir sur la zone des tissus la plus voisine des foyers tuberculeux ; on portera par conséquent le médicament à la limite des fongosités en établissant un certain nombre de points de contact ; grâce aux propriétés diffusibles du remède, les effets se montrent d'ailleurs bien au delà du lieu d'application ; on recourt à la solution au dixième et on dépose II à III gouttes sur chaque point ; pour atteindre les différents points, ou bien on fait plusieurs piqûres, ou bien on change la direction de l'aiguille, on utilise VI, VIII, X, XV ou XX gouttes de la solution.

Voici, par exemple, comment on procédera pour le genou : on enfonce une aiguille au-dessus du cul-de-sac supérieur de la synoviale, de manière à atteindre le fémur au niveau de la réflexion du sac synovial, au-dessus ou mieux en dessous du périoste, si l'on peut ; on dépose ainsi, en quatre ou cinq points sur la demi-circonférence du sac synovial, VIII à X gouttes de la solution, pour un enfant de dix ans ; puis on procède de la même façon pour les autres parties de la circonférence, le long des bords de la rotule et du ligament rotulien, et en dessous du point de réflexion inférieur de la synoviale; les parties postérieures de la synoviale peuvent être atteintes de la même façon.

On évitera d'injecter la solution dans les cavités articulaires et immédiatement sous la peau.

Les douleurs des piqûres sont très modérées, sauf chez certains sujets; en prenant les précautions aseptiques d'usage, on doit éviter tout abcès; il survient quelquefois des escarres peu étendues, surtout quand l'injection a été faite sous la peau, tandis que l'injection pratiquée au-dessous de l'aponévrose superficielle des membres et du corps ne produit en règle générale pas d'escarre.

La santé générale des sujets est fort peu altérée, à la suite des injections; la température n'a jamais dépassé 39°, chez les malades.

Descroizilles.

Huile de foie de morue......	90 gr.
Hydrate de chloral	10 —

Mêlez. — Une cuillerée à café, d'heure en heure.

Landouzy.

Tuberculose infantile. — Il faut entreprendre la prophylaxie de la tuberculose du premier âge en s'attachant à combattre la contagion qui est presque la seule cause de cette effrayante mortalité. En effet, toutes les causes de contagion se réunissent autour de l'enfant, qui lui-même présente un terrain des plus favorables à la culture du bacille.

Nos habitudes d'élevage font du bébé une chose constamment manipulée, dans un milieu où tout semble réuni pour condenser les éléments de contage. Les soins incessants multiplient les contacts; dans les milieux pauvres surtout, les poussières souillées par l'expectoration d'un phtisique, les objets communs, cuillers, gobelets, serviettes, etc., portent perpétuellement à l'enfant le germe de la contagion; la vie en commun est de tous les instants et si l'un des parents est phtisique, c'est celui-là qui deviendra le nourricier désigné du bébé. C'est la principale cause de cette énorme mortalité.

Aussi, ne doit-on pas plus craindre de parler de la contagion de la phtisie aux parents qu'on ne le fait pour les autres maladies.

Non seulement il faut désinfecter les locaux où sont morts des tuberculeux, mais il faut aussi que le médecin apprenne aux familles que cracher n'importe où, sur le parquet, sur un tapis, sur les draps, même sur un mouchoir, n'est pas seulement malpropre, mais dangereux.

Le rôle de tout médecin, pénétrant dans un foyer auquel s'est assis un tuberculeux, est, officieusement, de faire la police de ce foyer; le tact, la mesure sont ici de mise plus que partout ailleurs, et pour être doux, persuasif, résolu et officieux le rôle du médecin n'en demeurera pas moins tutélaire.

Labadie-Lagrave.

Tuberculose pulmonaire. — Chez les malades traités par les injections de gaïacol, il se produit une amélioration considérable des phénomènes généraux, aussi bien que de l'état local et des symptômes subjectifs, surtout lorsque le médicament est administré à des malades encore à la première période de leur tuberculose. On obtient, de l'emploi du gaïacol, dans les cas graves, les résultats les plus satisfaisants. Les

malades le supportent plus facilement que la créosote.

Hutinel.

Tuberculose du testicule. — La *castration* est une
mauvaise opération, dont les suites sont à redouter.

L'ignipuncture est beaucoup plus efficace ; encore
ne faut-il l'employer que lorsqu'il y a tendance au
ramollissement.

Dans le cas contraire, se borner au traitement médical.

TUMEURS BLANCHES.

Lannelongue.

On fait, autour du foyer malade, le plus près possible de ce foyer, mais non dans son intérieur, une
série d'injections de chlorure de zinc, qui provoquent
une sclérose du tissu conjonctif et ce tissu sclérosé
forme un véritable mur qui isole le foyer tuberculeux,
dont les produits se résorbent peu à peu.

De Saint-Germain.

Traiter les tumeurs blanches par les injections cupriques.

Cette médication consiste à injecter alternativement
sous la peau les deux solutions, dont voici la formule
et l'emploi :

> Phosphate de soude en cristaux . . .   10 gr.
> Eau distillée . . . .   60 —

On commence par celle-ci. Immédiatement après,
injection du liquide cuprique :

> Acétate de cuivre. . . . . 2 gr.
> Eau distillée. . . . . }
> Glycérine. . . . . } ãã 60 —

Agiter le mélange avant de s'en servir.

Après avoir pris toutes les précautions antiseptiques, injecter profondément, de préférence en arrière du grand trochanter, une seringue de Pravaz de ce liquide et appliquer, sur l'orifice de la ponction, un peu de coton hydrophile enduit de collodion.

L'injection est peu douloureuse, sauf dans certains cas où une douleur assez vive se manifeste, le lendemain ou le surlendemain de l'opération

Lorsque plusieurs injections sont nécessaires, mettre entre elles un intervalle d'environ quinze jours.

L'action de l'injection cuprique se manifeste immédiatement par une fièvre allant de 38° à 39°,5, d'une durée de un à trois jours, apparaissant le soir ou le lendemain du jour de l'opération : localement, on observe le gonflement des ganglions tuberculeux, de la sensibilité et une diminution de mobilité.

Après la disparition de la fièvre, l'état général s'améliore, l'appétit renaît et la gaieté revient. Ce n'est qu'au bout d'un temps variable que l'état local se modifie; il y a diminution du gonflement et de la douleur. Bref, l'injection cuprique agit comme agent modificateur de l'état général et de l'état local. On doit la répéter en raison inverse du renouvellement et de la persistance de la douleur locale. C'est un traitement à la fois de la localisation et de l'infection tuberculeuse.

A. Broca.

Chez l'enfant, tenir grand compte de la tendance à la guérison spontanée, laquelle peut et doit être favorisée par un traitement médical général et par un traitement local orthopédique, non sanglant.

Chez l'adulte, les résections s'imposent bien plus fréquemment, sans qu'on ait à se préoccuper de la compromission de l'accroissement ultérieur du membre. Ce raccourcissement est, au contraire, à redouter chez 'enfant, et doit commander une grande réserve à l'opérateur, que l'innocuité précieuse due aux méthodes aseptiques induit, trop aisément peut-être, en tentation chirurgicale.

VARIOLE.

Sevestre.

Les bains de sublimé atténuent ou font avorter la variole.

Descroizilles.

Au début, essayer de faire avorter les pustules varioleuses par le pansement suivant :

1° Savonnage de la surface, puis lotions à l'eau boriquée et assèchement avec la ouate hydrophile.

2° Application du collodion riciné ou bien d'un onguent composé :

Onguent mercuriel	20 gr.
Glycérine.	10 —
Savon.	5 —
Teinture de musc	1 —
— de cannelle	2 —
Sirop de morphine	20 —
— simple.	10 —
Eau de tilleul	60 —

Par cuillerées à café.

Variole hémorragique. — Prescrire :

Sulfate de quinine. . . . .   1 gr.
Sucre . . . .   4 —
Pour 12 paquets ; prendre 6 paquets par jour.

Talamon.

Pour atténuer les déformations cicatricielles de la face dans la variole, faire, avec l'appareil de Richardson, des pulvérisations éthérées d'une substance antiseptique (iodoforme, tannin, salol, sublimé).

L'iodoforme a l'inconvénient de son odeur.

Le tannin exerce sur les pustules une compression douloureuse.

Le salol ne donne de bons résultats que dans les varioles légères ou peu abondantes.

Dans les autres formes, préférer le sublimé. Faire les pulvérisations, trois ou quatre fois par jour, avec :

Sublimé. . . . . }
Acide tartrique . . . . }   ãã 1 gr.
Alcool à 90°. . . . .   5 cent. cub.
Éther. . . . . Q. S. pour faire 50 cent. cub.

Continuer les pulvérisations jusqu'à l'entière dessiccation des pustules

La durée de la pulvérisation est variable : aller jusqu'à ce que les pustules et la peau commencent à blanchir sous la couche de sublimé déposée, ce qui se produit au bout d'une minute environ.

La solution étant caustique, protéger les yeux et les narines, en les recouvrant d'un tampon de ouate, trempé dans une solution saturée d'acide borique.

Ajouter aux pulvérisations des badigeonnages de glycérolé, de sublimé au 1/15ᵉ, que l'on applique au moyen d'un tampon de ouate :

Sublimé. . . . .   2 gr.
Glycérolé d'amidon . . . .   30 —

Cette application doit être faite en appuyant et par de douces frictions. Elle maintient la peau sous une couche antiseptique.

La pulvérisation et l'emploi de ce glycérolé seront continués, trois ufois par jour, pendant quatre à cinq jours.

Dans les *varioles confluentes primitives* et dans les *confluentes hémorragiques*, les pulvérisations n'ont aucune action utile.

Dans les *varioles cohérentes-confluentes*, la plupart des vésico-pustules sont arrêtées dans leur évolution.

Dans les *varioles cohérentes* et les *abondantes*, l'avortement papuleux est général : le gonflement de la face ne se produit pas ou est à peine marqué.

Les pulvérisations n'empêchent pas la formation des cicatrices, mais elles en diminuent le nombre et la profondeur Ce résultat est d'autant plus sûrement obtenu qu'elles ont été commencées à une époque plus rapprochée du début de l'éruption.

Après la chute des croûtes, joindre, dans les formes cohérentes, cohérentes-confluentes, et dans les formes graves, les bains tièdes généraux au sublimé (30 grammes pour un bain ordinaire), pendant trois quarts d'heure et les onctions avec la glycérine salolée. Les abcès multiples deviennent plus rares.

Traiter l'éruption de la bouche et de la gorge par des lavages et des gargarismes antiseptiques répétés.

En outre, toutes les deux heures, faire badigeonner la muqueuse, avec un collutoire formé de parties égales de glycérine et de salol.

Ce traitement local, aidé du seul traitement tonique à l'intérieur, n'a aucune influence sur l'évolution de la maladie, dans les formes graves, confluentes primitives et confluentes hémorragiques; mais pour les formes moyennes, il a une certaine efficacité.

VERS INTESTINAUX.

Audhoui.

Mousse de Corse en poudre. . . . . . 4 gr.
Huile d'amandes douces . . . . \} àà 15 —
Gomme arabique en poudre . \}
Sirop de gomme. . . . . 20 —
— de limons . . . . 10 —
Eau de fleurs d'oranger. . . . \} àà 50 —
— de tilleul. . . . . \}

Pour les petits enfants : donner en 3 ou 4 doses.

VOMITIFS CHEZ L'ENFANT.

Huchard.

Fleurs de narcisse des prés . . . . 2 à 3 gr.
Eau . . . . 150 —

Faire infuser pendant 20 minutes. Faire prendre à chaud.

Jules Simon.

Prescrire :

	Nouveau-né.	Jusqu'à 1 an.	A partir d'un an.	A partir de 2 ans.
Poudre d'ipéca.	0 gr. 20.	0 gr. 30	0 gr. 50	1 gr.

Sirop d'ipéca, par cuillerée à café, de 10 en 10 minutes, jusqu'à ce qu'il se produise un vomissement.

VULVITE ET VULVO-VAGINITE
DES PETITES FILLES.

J. Chéron.

Tous les deux jours, bains avec 1 kilogramme de sel et 124 grammes d'amidon.

Avant chaque repas, une cuillerée à café de :

Sirop de tolu.	150 gr.
Bromure de potassium	5 —
Teinture d'iode.	1 —

J. Comby.

Traitement variable suivant les cas, mais toujours antiseptique.

S'il s'agit d'une vulvite simple, deux ou trois fois par jour, lotions avec une décoction de feuilles de noyer, suivies d'une pulvérisation de salol entre les lèvres avec application de ouate hydrophile maintenue par un bandage; en même temps, bains sulfureux (trois par semaine).

S'il y a vulvo-vaginite, faire pénétrer les topiques dans le vagin pour avoir une guérison prompte et complète; donner la préférence à de petits crayons ou à des bougies de 2 à 3 millimètres de diamètre, contenant 10 centigrammes de salol par gramme de beurre de cacao.

On introduit les bougies ou crayons dans le vagin, à travers l'orifice hyménial, et on les y abandonne. Cette manœuvre sera renouvelée deux ou trois fois par semaine.

Propreté extrême de l'enfant et de ceux qui le soignent. Applications locales de nitrate d'argent au cinquantième.

SUPPLÉMENT

AMYGDALITE SIMPLE.

Descroizilles.

Gargarismes avec :

N° 1. Laudanum de Sydenham. .   VI gouttes.
Sirop de mûres . . . . . . }
Miel rosat . . . . } àà 25 gr.
Eau d'orge. . . . .   100 —

N° 2. Miel. . . . .   50 gr.
Décoction de racines de gui-
mauve. . . . . 200 —

ANGINE DIPHTÉRIQUE.

Gaucher.

Alcool à 36°. . . . .   60 gr.
Acide phénique . . . . 5 à 10 —
Camphre. . . . . 30 centigr.

Ajouter à cette solution un volume égal d'huile et l'appliquer comme topique avec un pinceau un peu dur, molletonné, en frottant les fausses membranes.

Appliquer cette méthode, très douloureuse, deux fois par jour.

Dans l'intervalle, grandes irrigations avec l'eau phéniquée au 1/100°.

ANGINE GANGRENEUSE.

Descroizilles.

Extrait de quinquina . . . .   2 gr.
Eau de menthe. . . . .   18 —
— de camomille . . . .   20 —
Sirop de guimauve . . . .   40 —

Par cuillerées.

CHORÉE.

Dumontpallier.

TRAITEMENT PAR LA SUGGESTION HYPNOTIQUE. —
On sait combien les enfants sont facilement hypnoti-
sables et suggestionables.

En quelques secondes, les jeunes choréiques entrent
en hypnose, et deviennent insensibles à la piqûre.

Quelques séances de suggestion hypnotique suffisent pour modifier, puis pour guérir des chorées
plus ou moins rebelles aux différents traitements
antérieurement mis en usage. En même temps le caractère des enfants est amélioré.

Ce traitement n'a pas d'inconvénient.

Albert Robin.

L'antipyrine augmente l'excrétion du phosphore,
incomplètement oxydé dans les urines ; c'est là l'ex-
pression chimique de sa lésion élective, de son action
sur les tissus ; elle ralentit ainsi les oxydations nerveuses.

Donc, de par la clinique, l'expérience et la chimie,

l'antipyrine est un agent de dépression et d'inhibition nerveuse. Cette bienfaisante influence a été prouvée pour les centres thermogènes et sensitifs ; mais les centres excito-moteurs du névraxe ne doivent pas échapper à cette loi du ralentissement des réactions nerveuses.

Or, la chorée réalise une occasion expérimentale toute trouvée d'essayer l'action modératrice de l'antipyrine sur les centres moteurs cérébro-spinaux anormalement excités. Et l'expérience a confirmé nos prévisions.

Variot.

Chorées légères ou moyennes. — Elles guérissent généralement, quoi qu'on fasse, en deux ou trois mois. — Quelques-unes se prolongent beaucoup plus longtemps.

Les enfants choréiques, surtout les petites filles, sont souvent anémiques. Les fortifier par des toniques : le quinquina, la bonne alimentation, par la vie au grand air et l'exercice physique, si toutefois la chorée n'est pas trop forte pour gêner la locomotion.

On se trouve bien aussi de l'hydrothérapie, de l'emploi du drap mouillé, suivi d'une friction sèche sur la peau.

A défaut de drap mouillé froid que tous les enfants ne peuvent supporter, recourir aux bains de Barèges administrés tous les jours.

On a beaucoup conseillé la gymnastique, pour rendre plus vite aux mouvements la précision qu'ils ont perdue. Les enfants doivent être soumis à des exercices très simples, répétés, qu'ils exécuteront avec une précision militaire. Les exercices avec les agrès seront proscrits, car une des premières conséquences de la danse de Saint-Guy est une grande maladresse : l'en-

fant lâcherait involontairement l'agrès qu'il tient entre
ses mains et ferait une chute dangereuse.

Chorées graves. — Amener à tout prix un peu
de sédation dans le système nerveux ; faire dormir
le choréique pour qu'il ait le temps de réparer les
forces qu'il dépense en pure perte. On recourra aux
calmants.

CONGESTION PULMONAIRE.

H. Rendu.

Ne pas redouter l'emploi des ventouses scarifiées et
des sangsues. Ne pas employer trop tôt les vésicatoires.
Si l'enfant a 2 ou 3 ans, prescrire :

> Tartre stibié. . . , ... 2 à 3 centigr.
> Sirop diacode. . . . .   15 gr.

Si l'enfant a 10 ou 12 ans, prescrire, par doses fractionnées :

> Tartre stibié. . . . . 5 à 8 centigr.
> Extrait d'opium. . . . .   15 gr.

CONJONCTIVITE PURULENTE.

Kirmisson.

Débarrasser la conjonctive du pus qui la recouvre.
Quand la conjonctive a été mise à nu, cautérisation
avec une solution de nitrate d'argent au 1/10ᵉ ou au 1/30ᵉ
ou avec le crayon de nitrate d'argent mitigé à un tiers.
Neutraliser l'excès de sel d'argent avec de l'eau salée.
Faire les cautérisations une ou deux fois par 24 heures.
Recouvrir les paupières avec des compresses imbi-

bées d'une solution antiseptique, et mettre par dessus un petit sachet de glace.

Douches oculaires avec une solution antiseptique.

Si le chémosis est très prononcé, larges scarifications.

DYSENTERIE INFANTILE.

Jules Simon.

Cachou......................	8 gr.
Extrait de noyer.............	2 —
— de campêche...........	3 —
Eau.......................	Q. S.

Faire précéder le lavement au cachou d'un lavement simple.

S'il y a des hémorragies, préférer le lavement au nitrate d'argent, 3 centigrammes pour 100, suivi d'un lavement laudanisé à 1 goutte.

DYSPEPSIE.

Jules Simon.

Dyspepsie avec diarrhée. — Prescrire la potion suivante :

Sous-nitrate de bismuth.........	4 gr.
Laudanum de Sydenham	1 goutte.
Eau gommée..................	100 gr.
— de chaux...............	10 —
Sirop simple.................	20 —

Mêlez. — A donner par cuillerées.

Lavements émollients et amidonnés.

Dans certains cas, on applique un petit vésicatoire volant au creux épigastrique, et on fait des fomentations alcooliques chaudes sur les membres inférieurs.

ÉCLAMPSIE INFANTILE.

A. Ferrand.

I. MÉDICATION EXTERNE. — Prescrire les bains.

En cas de violence extrême des convulsions, recourir aux onctions belladonées dans les creux axillaires.

Dans les formes graves, il y a avantage à appliquer des sangsues derrière les oreilles.

II. MÉDICATION INTERNE. — Administrer le bromure de potassium et quelques inhalations de chloroforme.

S'il y a indication d'agir sur l'intestin, prescrire le calomel, au lieu et place du bromure, en alternant avec lui.

ÉRYTHÈMES INFECTIEUX.

Hutinel.

Prescrire le lait, l'alcool, le café ou la caféine, la quinine, l'oxygène en inhalations.

Pratiquer aussi complètement que possible l'antisepsie de la bouche et du pharynx.

FIÈVRE TYPHOIDE.

Millard.

Gomme; sirop de groseille; eau de Sedlitz, deux verres; lotion vinaigrée; bouillon; vin de Bordeaux.

Potion avec 2 grammes d'extrait de quinquina.

Legroux.

1° Prescrire, dès que la maladie est confirmée, une dose purgative de calomel, 30 à 60 centigrammes, et la faire ingérer en deux prises;

2° Deux jours après, administrer le naphtol seul, ou associé au salicylate de bismuth ou bien au salicylate de magnésie.

a. Existe-t-il une diarrhée de moyenne intensité ? Prescrire toutes les heures un des paquets suivants :

Naphtol β. . . . .   2 gr.

F. s. a. et diviser en 10 paquets.

b. La diarrhée est-elle abondante? Faire ingérer, d'heure en heure, un des paquets ainsi formulés :

Naphtol β . . . . }
Salicylate de bismuth. . . . . . } āā 2 gr.

Pour 10 paquets.
Prendre ces 10 paquets dans les 24 heures.

c. Y a-t-il de la constipation? Remplacer le salicylate de bismuth par le salicylate de magnésie, administrer le médicament de la même manière. On formulera donc :

Naphtol β. . . . . }
Salicylate de magnésie . . . . . } āā 2 gr.

Pour 10 paquets.

GASTRALGIE.

Jules Simon.

Mixture antigastralgique :

Teinture de colombo.	10 gr.
— de belladone	5 —
— d'aconit	5 —
Élixir parégorique.	5 —

Mêlez. — V à X gouttes, avant chaque repas, aux enfants de six à huit ans.

Préparations ferrugineuses.

Bains de mer, exercice au grand air.

GASTRORRHAGIE ET PÉRITONITE.

Millard.

Potion avec 10 centigrammes d'extrait gommeux d'opium.

Potion de Todd.

Injection de morphine.

Glace ; peu de boissons, pas de vin. Diète.

Vésicatoire, puis cataplasmes laudanisés sur le ventre.

Immobilité, autant que possible.

HERNIE INGUINALE CONGÉNITALE.

P. Berger.

Jusqu'à 5 ans, ne jamais faire l'opération de la cure radicale. La guérison peut et doit être obtenue par les bandages.

De 5 à 15 ans, commencer encore par appliquer le traitement par les bandages.

L'opération est indiquée seulement :

1° Si les hernies sont compliquées d'ectopie testiculaire. — Les hernies avec cryptorchidie ne doivent être opérées que tard dans l'adolescence. Quand le testicule est ectopié dans le trajet inguinal ou vers la racine des bourses, s'il y a menace pour la vie, opérer de suite. S'il n'y a pas d'accidents, si l'application d'un bandage est possible, attendre. Si elle est impossible, opérer.

Si dans un cas de hernie congénitale avec ectopie, au cours de l'opération de la cure radicale, le testicule ne peut être ramené et fixé à sa place normale, faire la castration.

2° Si les hernies, malgré le traitement longtemps continué par les bandages, augmentent cependant graduellement de volume.

3° Si le malade approche de la vingtième année.

4° Si la hernie est le siège d'accidents d'étranglement.

HYDROCÈLE CONGÉNITALE.

Tillaux.

Ne pas opérer les petits enfants.

Appliquer seulement des compresses d'eau blanche ou de solution saturée de chlorhydrate d'ammoniaque.

Si la tumeur est trop tendue, évacuer le liquide par une ponction capillaire.

HYDROPISIE.

Jules Simon.

Hydropisie avec œdème de la face. — Prescrire les pilules diurétiques suivantes :

Extrait de scille	} ã̄ã 2 à 10 gr.
Poudre de scille	
Gomme pulvérisée.	Q. S.

Pour 20 pilules. — Une à deux, à chaque repas.

Hydropisie consécutive à une affection du cœur. — Associer aux pilules diurétiques la poudre de digitale.

STOMATITE APHTEUSE INFECTIEUSE.

E. Hirtz.

I. INDICATIONS LOCALES. — Pour *calmer les douleurs* de la période ulcéreuse, interposer entre les muqueuses gingivale et bucco-labiale des tampons de ouate hydrophile imbibés de :

Salicylate de soude.	1 gr.
Chlorhydrate de cocaïne	2 —
Eau.	100 —

Dans la première période, gargarismes, fumigations émollientes.

Pendant la période de réparation, gargarismes et bains de bouche légèrement astringents, solution de coaltar saponiné faible.

II. INDICATIONS GÉNÉRALES. — Contre la *fièvre*, sulfate de quinine.

Contre l'*insomnie*, injections de morphine.
Laxatifs légers.
Pratiquer l'antisepsie intestinale avec :

Salicylate de bismuth . . . . ⎱ āā   2 gr.
Naphtol. . . . . ⎰

Pour 24 heures.
III. Régime. — Laitage, œufs à peine échaudés.

TUBERCULOSE PHARYNGÉE.

Millard.

Huile de foie de morue. Vin de quinquina au Bordeaux.
Sirop de phosphate de chaux.
Injection émolliente dans l'oreille droite.
Attouchements de la gorge, tous les deux jours, avec :

Teinture d'iode . . . . ⎱ āā   p. e.
  —   d'acon't. . . . . ⎰

Gargarisme émollient.

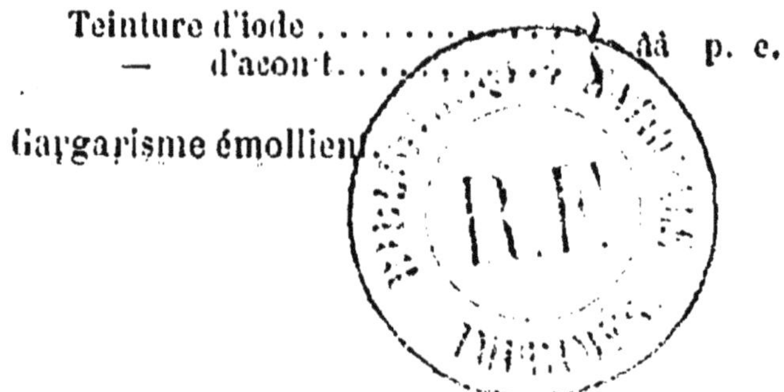

TABLE DES AUTEURS

Bourneville.

Brissaud.

Broca (A.).

Budin.

Cadet de Gassicourt.

Championnière (Lucas).

Chauffard (A.).

Chéron (J.).

Comby.

Déjerine.

Descroizilles.

D'Heilly.

Dieulafoy.

Doleris.

Dreyfus-Brisac.

Dujardin-Beaumetz.

Dumontpallier.

Felizet.

Féré.

Ferrand (A.).

Fournier (Alfred).

Gaucher.

Grancher.

Guéniot.

Guyon (Félix).

Hallopeau.

Hanot.

Hayem.

Hirtz.

Huchard.

Hutinel.

Jaccoud.

Joffroy.

Josias (Albert).

Juhel-Renoy.

Kirmisson.

Labadie-Lagrave.

Laboulbène.

Labric.

Landouzy.

Lannelongue.

Le Dentu.

Le Fort (Léon).

Legendre.

Sevestre.

Simon (Jules).

Talamon.

Tarnier.

Terrier.

Tillaux.

Troisier.

Valude.

Variot.

Verneuil.

Vidal (E.).

Voisin (Auguste).

TABLE DES MATIÈRES

CHIRURGIE DES ENFANTS

Chirurgie orthopédique. Thérapeutique des difformités congénitales ou acquises, par L.-A. DE SAINT-GERMAIN, chirurgien de l'Hôpital des Enfants-Malades. 1 vol. in-8, avec 129 fig. . . . . 9 fr.

Thérapeutique des maladies chirurgicales des enfants, par T. HOLMES, chirurgien des hôpitaux de Londres. 1 vol. gr. in-8, avec 330 fig. . . . . 15 fr.

Leçons cliniques sur les maladies chroniques de l'appareil locomoteur, par le docteur H. BOUVIER, chirurgien de l'Hôpital des Enfants malades. 1 vol. in-8 . . . . 7 fr.

Atlas des leçons sur les maladies de l'appareil locomoteur, comprenant les déviations de la colonne vertébrale, par H. BOUVIER. 1 vol. in-fol. avec 20 pl. cart. . . . . 18 fr.

HYGIÈNE DES ENFANTS

Hygiène de la première enfance. Guide des mères pour l'allaitement, le sevrage et le choix de la nourrice, par le docteur E. BOUCHUT. 8e édition, 1 vol. in-18 jésus de 460 p., avec 52 fig. . . . . 3 fr. 50

Conseils aux mères sur la manière d'élever les enfants nouveaux-nés, par le docteur Alex. DONNÉ, 7e livraison, 1 vol. in-18 cart. . . . . 4 fr.

La santé de nos enfants, par le docteur A. CORIVEAUD. 1890, 1 vol. in-16 de 300 p., avec fig. . . . . 3 fr. 50

Hygiène de la jeune fille, par le docteur A. CORIVEAUD. 1 vol. in-16. . . . . 3 fr. 50

La seconde enfance. Guide hygiénique des mères et des personnes appelées à diriger l'éducation de la jeunesse, par le docteur PERIER. 1 vol. in-18 de 200 p. 2 fr.

Hygiène de l'adolescence, par le docteur PERIER, 1 vol. in-16. . . . . 2 fr.

Conseils aux mères de famille sur la manière de nourrir leurs enfants et de se nourrir elles-mêmes, par le docteur H. BACHELET. 1 vol. in-18 . . . . 2 fr.

www.ingramcontent.com/pod-product-compliance
Ingram Content Group UK Ltd.
Pitfield, Milton Keynes, MK11 3LW, UK
UKHW022158120726
13694UKWH00002B/351